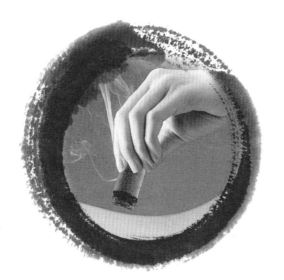

何清湖◎主编

大国灸道

古灸新法的健康智慧

人民日报出版社 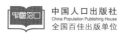 中国人口出版社
China Population Publishing House
全国百佳出版单位

图书在版编目（CIP）数据

大国灸道：古灸新法的健康智慧 / 何清湖主编 . --
北京：人民日报出版社：中国人口出版社，2023.10
ISBN 978-7-5115-7908-9

Ⅰ.①大… Ⅱ.①何… Ⅲ.①针灸疗法 Ⅳ.
① R245

中国国家版本馆 CIP 数据核字 (2023) 第 137531 号

书　　名：**大国灸道：古灸新法的健康智慧**
　　　　　DAGUO JIUDAO
　　　　　GUJIU XINFA DE JIANKANG ZHIHUI
作　　者：何清湖

出 版 人：刘华新
策 划 人：唐　安
责任编辑：程文静　杨晨叶
特约编辑：王建昌
装帧设计：元泰书装

出版发行：人民日报出版社
社　　址：北京金台西路 2 号
邮政编码：100733
发行热线：（010）65369509 65369512 65363531 65363528
邮购热线：（010）65369530
编辑热线：（010）65363530
网　　址：www.peopledailypress.com
经　　销：新华书店
印　　刷：大厂回族自治县彩虹印刷有限公司
法律顾问：北京科宇律师事务所 010-83622312

开　　本：710mm×1000mm　　　1/16
字　　数：275 千字
印　　张：19
版　　次：2024 年 4 月第 1 版
印　　次：2024 年 4 月第 1 次印刷

书　　号：ISBN 978-7-5115-7908-9
定　　价：58.00 元

编委会

序　一

传承与创新的壮丽交响

国医大师　石学敏

沧海横流，岁月如梭，中医药如一颗明珠，镶嵌于华夏之宝藏。它不仅承载着几千年来中华民族对于生命、自然、疾病的深邃思考，更如繁星般闪耀，贯穿着中华民族的血脉。这颗明珠是中华文明的宝贵馈赠，是岁月沉淀下的珍贵智慧，是祖先留给我们的智慧宝藏。在这个广袤的中医药世界中，灸法犹如一道奇光，巧妙地融汇了中国古代的人文哲学与科学智慧，堪称中华民族伟大智慧之精华。今书《大国灸道——古灸新法的健康智慧》犹如一位跨越千年的智者，为新时代揭开了灸法的神秘面纱，奏响了一曲传承与创新的壮丽交响乐章。

该书作者何清湖教授是一位深耕中医药领域的杰出专家。

他秉承着对中医药的深厚热爱和执着追求，用深入浅出、贴近时代的方式，以清晰的文字、生动的案例、有趣的故事，为古老的灸法技艺注入了新的生命力，奉献了一部既传承中医古老智慧、又创新当代语境表达方式的重要著作，为中医药的传承与创新树立了榜样。

翻开此书，你会发现，艾灸疗法不再是仅有小部分人能看懂和掌握的尘封经典，而是一种现代人人可享的时尚健康智慧。它在向我们展现千年灸法的文化之美的同时，更突出展示了如何将这些宝贵的智慧巧妙融入现代生活，以改善我们的健康和生活品质。该书内容丰富而实用，不仅介绍了灸法的文化渊源、基本理论，还以平实易懂的方式科普了灸法的实际操作，使广大读者能轻松掌握其中的精髓。无论是如何选择合适的灸材、善用艾灸器具、准确寻找穴位，还是规范操作、走出艾灸误区，书中都有深入浅出的指导。这些实用技巧的分享，使读者不仅能够深入了解灸法的原理，还能够在家中轻松实践中医药的养生之道。

同时，该书还呈现了丰富多彩的艾灸调理方案，细致入微地考虑了不同人群、不同疾病、不同体质的特殊需求，为读者提供了个性化的灸法建议。这种个性化的关怀体现了中医药对人体健康的深刻理解，不仅关注了疾病的治疗，还着重于全面提升个体的整体健康水平。这本书的细致指导和实用建议，为广大读者提供了保持健康、预防疾病的宝贵工具。

这本书的到来，为人们打开了一扇通往中医药世界的大门，将艾灸疗法从传统的医学专业视野中释放出来，以更加时尚和实用的方式重新融入人民群众的日常生活，使更多人能够亲近、理解，并受益于这一珍贵的中医药文化。

《大国灸道——古灸新法的健康智慧》不仅仅是一部关于传统

灸法的著作，更是一部展现大国风范的科普力作。它为广大读者
打开了灸法的奥秘之门，以通俗易懂的方式诠释了中医药灸法的
精髓，为中医药在当代的传承与发展注入了新的活力。在这本书
的启发下，我们有机会更深入地了解和应用灸法，探索中医药的
丰富智慧。相信在这本书的指引下，越来越多的人将受益于中医
药的健康智慧，中医药灸法这颗璀璨明珠将为人类的健康和幸福
贡献更多光彩。

序　二

国医大师　孙光荣

　　2021 年 5 月 12 日，习近平总书记在河南南阳考察，了解当地依托艾草资源优势、发展特色产业、带动群众就业等情况之后，他强调，艾草是宝贵的中药材，发展艾草制品既能就地取材，又能就近解决就业。而艾灸作为一种底蕴深厚、历史悠久、使用廉便、疗效显著的中医药防病治病技术，不仅可以温经通络、行气活血，温散寒邪、消瘀散结，还能升阳举陷、回阳固脱，从而达到扶正祛邪、防病治病的目的。自古以来，艾灸就在治病救疾、防治瘟疫以及养生保健等方面，为中华民族的繁衍生息发挥了保驾护航的作用。

　　尤为可贵的是艾灸在"治未病"中的应用良效。"治未病"，是中医药防治疾病和保健强身的重要法则，是提高人民健康素养、实现全生命周期健康管理的关键环节。我国有着使用灸法防病保健的悠久历史，早在《扁鹊心书》中就有明确的记载："人于无病时，常灸关元、气海、命门……虽未得长生，亦可得百余岁矣。"艾灸可通过激发经络之气，增进机体代谢能力，借助整体调节效用，起到强身健体、养生延寿的作用。

还须值得重视的是艾灸在传承、传播中医药文化中的作用。2016年8月19日，习近平总书记在全国卫生与健康大会上指出，我们要把老祖宗留给我们的中医药宝库保护好、传承好、发展好，坚持古为今用，努力实现中医药健康养生文化的创造性转化、创新性发展，使之与现代健康理念相融相通，服务于人民健康。艾灸文化是中医药文化的重要组成部分，是具有代表性和标志性的中医药特色文化。灸法在防治疾病和养生保健中具有难以替代的"六易"特点：一是医理易懂，二是方法易学，三是临床易用，四是效果易显，五是场所易选，六是材料易取。因此，艾灸是适合普及和推广的具有中华文化特征的代表性中医疗法，有利于满足人民群众的多元化健康需求。我国艾文化历史悠久、内涵丰富、深入民心，艾草"俗、食、药、灸"四位一体的优势在中华民族的历史长河里彰显强大的文化活力。大力传承和传播艾文化，充分发挥人民群众的主体作用，通过生动实践中的创造性转化和创新性发展，促使艾文化成为现代人生产生活方式的一部分，是增强中华优秀传统文化自信、促进中医药文化传承创新发展的重要路径。

由何清湖教授团队主编的《大国灸道——古灸新法的健康智慧》一书坚定中医药文化自信之初心，践行胸怀人民健康、建设健康中国之使命，积极回应坚定文化自信自强、建设中华民族现代文明之时代强音，以通俗、科学、实用、创新的中医药健康知识，向人们展示了灸法这一中医药文化瑰宝的独特魅力和当代价值。

全书坚持时代化、大众化、创新性的创作方针，以厚重的中医药文化历史知识拉开序幕，展现了灸法的发展脉络、文化底蕴和健康价值，从灸法操作、灸法误区、灸法调理、灸法养生等方面系统介绍了艾灸的日常应用方法和技能。该书立足艾灸文化资源的挖掘整理，深耕艾灸文化精髓，加强艾灸文化的时代阐释，推动艾灸文化的传播普及，体现了传承性和创新性的辩证统一，实现了学术性和科普性的相得益彰，是一本"人人读得懂、个个做得到、家家能受益"的艾灸文化佳作。相信《大国灸道——古灸新法的健康智慧》会成为一本令广大读者喜闻乐见的读物，并融入人民群众的日常生活，为人民群众提供更高质量的中医药特色健康服务与保障。

纵观全书，深感其主旨彰明、有的放矢、言之有物、用之可行，爰为之序。

序 三

传承古老智慧，赋予当代生活新意义

国医大师　吕景山

近日，有幸阅读了何清湖教授的新作《大国灸道——古灸新法的健康智慧》，读罢深感叹服。何教授在书中以其深厚的医学造诣和对传统文化的细腻理解，将灸法的博大精深及与时俱进诠释得淋漓尽致，为中医传统智慧赋予了当代生活的新光彩。

这部著作在中医的传承与创新之间巧妙地把握了平衡，充分展现了古老灸法的深厚历史积淀与现代医学健康理念的有机交融。书中不仅有对灸法历史渊源的深入探究，对经典理论的坚定传承，更有对其现代应用和创新发展的独到思考，可以说是极具匠心。正所谓"古为今用"，这部书如汩汩清泉，涤荡了我们一直以来对中医灸法的传统专业性认知，引领着我们走向更广阔、更亲民、更具时代气息的灸道天地。

书中，平实易懂的语言，娓娓道来的艾灸疗法，使得灸法这一古老医技不再遥不可及，而是鲜活地"活"在民众身边，成为每个人都可以轻松掌握的养生智慧。该书对于艾灸器具的选择、人体穴位的准确寻找、灸疗操作的规范引导、常见误区的答疑解惑等，都进行了深入而全面的探讨，这无不展现出对各类读者的关怀与体贴。这种对读者的温情呵护，不仅是作者对传统中医精诚之道的尊重，更是对读者健康需求的深切关注，彰显了中医医者以人为本的医学理念。何清湖教授的医者情怀与学者风范，在这部著作中得到了淋漓尽致的体现。

此书还详尽地介绍了艾灸疗法的基本知识与操作技巧，更提供了针对不同体质和疾病的个性化调理方案，读者可以从中深入了解艾灸的原理与操作要领，并根据自身特点和需求，灵活选择合适的艾灸方案进行调理。这些医养之宝丰富了读者对艾灸疗法的认识，为广大读者提供了实用有效的健康指导，使其能够在日常生活中更好地运用艾灸疗法进行自我调理和保健；这些指导方案为国家推进健康中国建设提供了可供参考和实际应用的方案，有力地推动了中医药学的传承与发展，为实现全民健康目标、提升国民健康素质贡献了重要力量。

该书同时还是一部传承、传播中医药文化精神的典范之作。书中对灸道文化的全方位解读，从其始于远古民众的智慧发现，到经过中医药文化的千年洗礼，再到重新走近人民群众，在全球不断地发挥防病治病的卓越功效，为中医药传统文化在当代社会的传承与发展注入了新的活力，彰显了中医药传统文化在现代社会的勃勃生命力。此书之出版，将使更多的人重新认识中医药文化的魅力，从而受益于中医药文化的养生智慧。

　　总而言之，何清湖教授的《大国灸道——古灸新法的健康智慧》是一部集传承与创新于一身的医学精品。它不仅是对传统灸道文化的传承，更是对现代医学背景下灸法创造性转化和创新性发展的有益探索。愿这部充满智慧与温情的著作能够在读者心中播下健康之种，为中医药的传承与发展贡献更多力量。相信在这部精彩著作的指引下，更多的人将受益于中医药，获得健康生活的启迪与指引。让我们共同传承中医药文化，助力构建人类健康和谐的美好明天！

前　言

　　《汉书·艺文志》中曾提及中医是"生生之具"。所谓"生生"，即探索万物生命之规律并促使其得以长存之道。在人类不断认识和领悟自然与生命的过程中，中医的"生生之道"着重追求的是天、地、人的圆融汇通，提倡的是从整体的、变化的、人本的以及相融相助的角度来把握生命、自然、健康与疾病的规律。因而，中医药成为我国在世界医学领域中独树一帜的医学科学和文化宝库。它不仅是中华民族的伟大发明，充分展现了中国古代人文哲学智慧和千百年来人民大众防病治病之经验特色；还是当代我国医疗卫生体系中不可或缺的重要基石，是构建当前中国特色医药卫生体系与国民健康保障体系的重要战略资源。习近平总书记就曾指出，中医药学凝聚着深邃的哲学智慧和中华民族几千年的健康养生理念及其实践经验，是中国古代科学的瑰宝，也是打开中华文明宝库的钥匙。我们要切实把中医药这一祖先留给我们的宝贵财富继承好、发展好、利用好，在建设健康中国、实现中国梦的伟大征程中谱写新的篇章。

在中医药的科学文化宝库中，灸法作为中国传统医药针灸学的重要组成部分，无疑是一颗绚丽多彩、耀眼夺目的璀璨明珠。在中医灸法的形成、发展和应用的过程中，它突出体现了鲜明的中华民族文化特色与地域特征，是基于我国民族文化和科学传统产生的宝贵遗产。灸法起源于中国原始社会，随着人们对"火"的利用和对本草的研究而逐渐发展起来，具有悠久的历史渊源和丰厚的文化内涵，是我国独有的一种传统治疗手法，是中华传统文化保留至今的鲜活印记。早在长沙马王堆汉墓出土的古医学帛书中就记载有大量使用灸法进行治疗和养生的案例；我国现存最早的中医典籍《黄帝内经·灵枢·官能》篇中有"针所不为，灸之所宜"的说法，认为灸法可补针药之不足；明代医书《医学入门》中亦言"凡病药之不及，针之不到，必须灸之"；民间对简便易行、效验明显的灸法更是推崇备至，流传着"家有三年艾，郎中不用来"的谚语，足可见我国人民对艾灸的喜爱之情。

我国传统中医灸法植根于广袤深邃的华夏土壤，将中华优秀传统文化、中华优秀生命哲学、中华优秀生命科学融于一体。中医灸法将人体与自然、社会看成一个有机整体，将人体内部脏腑经络看成一个有机整体，体现了中华文化"天人合一"的整体观；中医灸法以阴阳平衡的生命观、阴阳失调的疾病观与阴阳调和的治疗观为基础，反映了中华文化"阴阳平衡"的核心价值；中医灸法强调"治未病""存正气"的预防保健思想，体现了中华文化防患于未然的危机意识；中医灸法推崇"司外揣内""以表知里"的临床诊断的基本特点，映射的是中华文化见微知著的观识事物之方法；中医中"大医精诚""医乃仁术"的医德思想，又展现了中华文化以人为本、博施济众、仁爱慈善的道德伦理。此外，随着人们生活水平的提高与医学模式的转变，健康成为人类共同的追求。中医灸法长期以来为我国乃至全世界人民的健康作出了重大贡献，在此次全球应对新型冠状病毒感染的过程中，艾灸作为中医非药物疗法也发挥了极为重要的作用，成为中华传统文化对外交流的窗口和构建人类卫生健康共同体的重要一环。2010年，联合国教科文组织将中医针灸列入了《人类非物质文化遗产代表作名录》。《中国国家形象全球调查报告2020》显示，有30%的海外受访者接触或体验过中医药文化，超过80%的体验者对中医药文化持有好印象。中医药已成为海外民众感知中华文化的生动载体。

健康，是民生大计，是人民追求美好生活的根基所在。党的十八大以来，党中央高度重视中医药事业发展，把中医药作为健康中国建设的重要组成部分。我国出台了《中华人民共和国中医药法》；印发了《中医药发展战略规划纲要（2016—2030年）》，进一步完善国家中医药工作部际联席会议制度，由国务院领导同志担任召集人；印发了《中医药"一带一路"发展规划（2016—2020年）》《推进中医药高质量融入共建"一带一路"发展规划（2021—2025年）》等政策文件。中医药事业的振兴发展迎来了天时、地利、人和的历史性机遇。在我国全面推进健康中国建设，深入推动全民健康素养水平提升，倡导民族自信、文化自信，鼓励文化创新与转化的今天，如何把中医药这把"打开中华文明宝库的钥匙"继承好、保护好、传播好、利用好，如何发挥中医药作为我国"独特的卫生资源、潜力巨大的经济资源、具有原创优势的科技资源、优秀的文化资源和重要的生态资源"的最大优势，如何探索一条"传承精华、守正创新"的中医药文化发展之路，是我们不断追求和奋斗的目标。因此，我们欲以千百年来广受人们喜爱、为保障世界人民健康作出巨大贡献的灸法为着眼点编撰本书，希望借由此本指南性质的科普读物的出版，能通过故事讲历史、通过问答讲理论、通过案例讲应用，在全社会把中医药的文化精髓传播开来，把中医药的绿色健康理念树立起来，把中医药的健康生活方式建立起来，以增强人民体质，提高人民生活的幸福感。

本书主要分为五个部分，系统性地向读者介绍中国传统灸道，力求综合体现内容的科学性、实用性、通俗性、创新性、互通性。第一部分探讨我国中医药源远流长的历史，以及新形势下中医药发展的新方向；第二部分主要从灸法的文化底蕴、国际交流和健康价值三个方面，展现了灸法的独特魅力和作用；第三部分讲灸法的简易操作，其中包括灸材、器具、选穴、操作等，并从人们普遍关心的有关艾灸的问题中，遴选出了具有代表性的误区进行释疑解惑；第四部分为不同人群提供了有针对性的艾灸调理方，无论老人、孩童、女性，还是亚健康人群，都可以找到适用于自身的艾灸方法；第五部分重在体现中医艾灸养生的优势，手把手教读者运用艾灸预防日常疾病、调节体质、延年益寿、养颜美容，以及应对流行性传染病所造成的不适。

中医药文化是中华文明复兴的开路先锋之一，是实现文化强国战略的力量支撑。向全社会普及中医药知识、讲好中医药故事、传播中医药文化、提升全民中医药健康素养是我们责无旁贷的历史责任。我由衷希望，本书的付梓能为广大读者和中医药爱好者认识和运用艾灸提供系统性的阅读参考，能为中医药文化科普和创新插上翱翔的翅膀，让中国传统灸道"飞入"寻常百姓家！

何清湖

2023 年 12 月

目　录

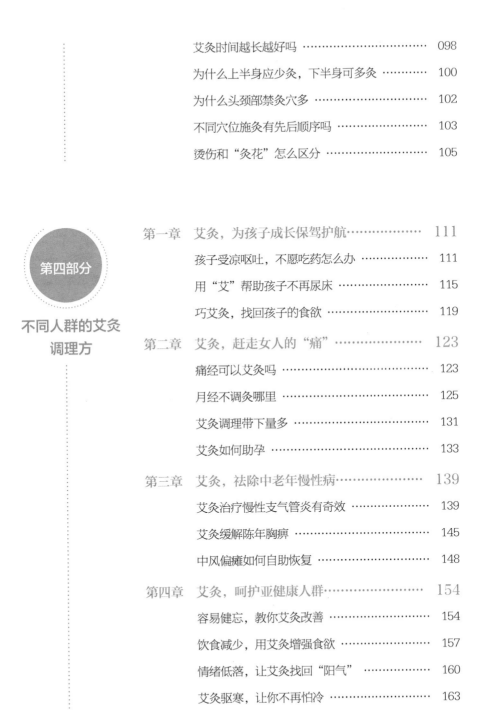

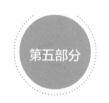

第五部分

融入生活的艾灸养生

第一部分

中医药，中华文明的璀璨明珠

第一章　中医药是中国科学与文化的宝库

中医药，中国古代科学的瑰宝

中医药，是我们中华民族"原创"的一门科学，它在华夏大地存在了数千年，服务了一代又一代人，留下了数之不尽的医学成果。从古至今，中华民族屡经天灾、战乱和疫病的折磨，却能一次次转危为安，民族得以延续，人口得以增长，文明得以传承，中医药功不可没。

随着时代的发展，中国打开了紧闭的大门，向世界慷慨地敞开了怀抱，西方科学和文化也进入了中国，在促进科学技术和文化交流的同时，也带来了我们不希望看到的结果——我们的"国粹"中医药正被日益"边缘化"。

时至今日，仍有人宣称中医药不科学，声称其疗效相当于"安慰剂"效应。之所以会出现这类观点，一方面是因为很多人对中医没有正确的认知和了解，另一方面则是缺乏"文化自信"的结果，一味以西方的科学标准诠释和衡量中医药，这是不公平的，也是不客观的。

必须肯定的是，中医药是世界医学科学的重要组成部分，它不仅是研究人体生理、病理及疾病诊断、防治的科学，也是关注人体养生和生命本质的科学。习近平总书记曾指出，"中医药学是中国古代科学的瑰宝"，"中医药学是我国各族人民在长期生产生活和同疾病做斗争中逐步形成并不断丰富发展的医学科学，是我国具有独特理论和技术方法的体系"。

首先，中医药是我国独有的、历史悠久的科学瑰宝。早在远古时代，中华民族的祖先就开始应用简陋的工具和动物骨器切开脓包、割除腐肉、刺破放血等；在使用石器的过程中，人们发现，人体某一部位受到了轻微的刺激，反而能解除另一部位的病痛，从而创造出了运用砭石、骨针来治疗的方法，进而发展为针刺疗法，形成了经络学说；在野外采集食物的过程中，人们又发现某些植物会让人出现"中毒"的症状，某些植物又能减轻身体的不适，就这样一点点积累起了用药的知识；火的发明和使用则让汤剂、热熨法、灸法等应运而生，为人们减轻了病痛……

其次，中医药有着深厚的理论积淀，早已形成了自身完整的理论体系。早在春秋时期，著名医生医和已经开始用大自然的阴、阳、风、雨、晦、明"六气"失和来解释病因，这是最早的病因观；战国时期，名医扁鹊在前人的基础上，提出了"望、闻、问、切"四诊合参的方法，奠定了中医临床诊断和治疗的基础；秦汉时期，中医理论专著《黄帝内经》横空出世，它系统阐释了人的生理、病理、疾病以及"治未病"的原则和方法，形成了中医药理论体系框架，对后世医学产生了极为深远的影响；到了东汉时期，著名医家张仲景在《伤寒杂病论》中提出了外感热病、内伤杂病的病因、病证、诊法、治疗、预防等，确立了中医辨证论治的理论和方法体系；托名"神农"所作的《神农本草经》，则概括论述了君臣佐使的组方原则，探讨了药物配伍的"七情和合"，提出了"四气五味"的药性理论，为中医合理处方、安全用药指明了方向；明代李时珍的《本草纲目》，对药用植物进行了科学分类，不仅为中医药的发展作出了重大的贡献，还对世界医药学、植物学、动物学等产生了深远影响……

最后，中医药还有着丰富的临床实践积累。我们都知道，实践是检验真理的唯一标准，认识中医药的科学性，就一定要用疗效来"说话"。事实上，越来越多的临床观察结果、随机对照试验早已证实，中医药对内、外、妇、儿科疾病都具有良好的疗效，并且副作用小、成本低，适合广大人民群众。更重要的是，与其他医学相比，中医药更重视"未病先防、既病防变"，在亚健康状态调理、慢性疾病康复、恶性疾病缓解等方面，都有着明显优势。

值得一提的是，在急性传染病的防治过程中，中医药的表现也十分抢眼。在应对新型冠状病毒感染的过程中，中医药也"大显身手"：对于轻型和普通型患者，采用中医药治疗，能够明显缩短病毒的清除时间，减轻患者的痛苦；对于有可能转重的患者，中医药可进行早期干预，有助于降低重症率；对于重型和危重型的患者，采取中西医结合救治的方法，可有效地阻断或减缓重症向危重症的发展。

中医药几千年来在中华大地甚至在世界范围内，都保持着旺盛的生命力和价值，这正源自社会和人民源源不断的需求。在中医药的传承和发展中，我们应当保持高度的文化自信、科学自信，在充分学习利用现代科学的同时，努力挖掘中医药的巨大价值，从而构建起有中国特色的医学科学体系，为人类医学的进步和创新作出"中国贡献"。

中医药，打开中华文明宝库的一把钥匙

中华文明是世界上最古老的文明之一，它蕴含着深厚的哲学思想、文化精髓与政治、经济、社会理念，凝聚着五千年中华优秀传统文化。

中医药植根于中华文化的沃土，是中华文明的重要载体。它既有自然科学的内涵，又有丰厚的人文哲学底蕴。我们必须认识到，中医药蕴含的理念、思维反映了中华文明的精髓。在形成和发展的过程中，中医药广采博纳，吸收并融合了古代儒、释、道等传统文化的精华，形成了独具魅力的中医文化。举一个简单的例子，中医强调"阴阳平衡，形神统一"，指的是人体内部是一个有机的整体，人的生命活动处于阴阳不断变化的动态过程中，所谓"阴平阳秘，精神乃治，阴阳离决，精气乃竭"，也就是说，疾病的发生是阴阳两者不调和

的结果，因此防病治病也要注意调和阴阳，以达到"阴平阳秘"的人体平衡状态。这与"道法自然、天人合一""阴阳平衡、调和致中"的传统文化理念是相互对应的。

不仅如此，中医理论基础的形成，也是建立在中华文明的基础之上。《周易》被喻为大道之源，其哲学观、宇宙观、整体观也是中医理论体系形成的哲学基础，中医学的许多理念都受《周易》影响，吸收了自然科学的理念，形成了独具特色的中医文化。历代中医名著的问世与重要中医理论的形成，既汲取了当时中华文明的先进理念，又有机地结合了中医对人的整体把握与对疾病发生发展规律的认识，促进了中医药理论与实践的不断丰富和发展。

此外，中医药的许多治法、方药、技术也与中华文明密不可分。例如，众多丸散膏丹的炮制就和佛家、道家文化密切相关；养生方法则合理吸收了佛家禅定，道家精气神的练气、保精、存神，以及内丹（静功）、导引（动功）等。

与此同时，中医的理念、思维也丰富了中华文明的内涵。比如，中医"仁者寿"的道德健康理念、"仁心仁术"的医德观、"大医精诚"的职业追求、"治未病"的早期干预理念和"扶正祛邪"的治疗法则等，不但在防病治病中发挥着不可替代的作用，还对现代管理、教育等多个领域产生了深远的影响。习近平总书记就曾多次在重要讲话中自如地引用中医药理念和术语来阐述治国理政的思想和观点，像"扶正祛邪""猛药去疴""刮骨疗毒""固本培元、壮筋续骨"等，既生动形象，又发人深省。

总而言之，中医药与中华文明水乳交融，从医家到病人，从治病到养生，从理论到实践都是如此。今天我们弘扬中华文明，提升中国"软实力"，增强文化传播力，必须重视发挥中医药这一载体的特殊作用。

为此，我们要全面理解习近平总书记讲话的深刻内涵，不断推进中医药事业的发展。一方面，我们要推进中医药保护、传承与利用，让中医药事业在中华大地盛开；另一方面，我们要以历史的责任感和使命感，推动中医药走向世界，在服务人类健康的同时，使中华文明在世界范围内得到广泛传播，并能够形成文化认同与共识，为实现中华民族伟大复兴的中国梦奠定良好的基础。

第二章 中医药是健康中国建设的助推力

新形势下，中医药发展的国家战略

近年来，中医药事业在国家层面获得了大力支持，各项顶层设计相继出台。2016年2月，国务院正式发布《中医药发展战略规划纲要（2016—2030年）》（以下简称《规划纲要》），这是我国首次在国家层面编制中医药发展规划，意味着中医药发展已被列为国家发展战略。《规划纲要》提出的重点任务包括切实提高中医医疗服务能力、扎实推进中医药继承、着力推进中医药创新、全面提升中药产业发展水平、大力弘扬中医药文化、积极推动中医药海外发展等，可以说是对中医药事业的未来发展作出了系统部署。

在政策的推动下，中医药事业进入了发展的"快车道"，经过数年努力，《规划纲要》中的目标任务逐渐变成现实。比如，《规划纲要》中提出完善覆盖城乡的中医医疗服务网络，近几年来发展成果就非常显著，截至2019年，全国中医医疗机构比2015年增加41.4%，绝大多数社区服务中心、社区卫生服务站、乡镇卫生院也都能提供中医药服务，为患者寻医就诊提供了便利。

"十三五"期间，中医药发展的政策环境得到了持续优化。2017年，中医药法施行。2019年，《中共中央国务院关于促进中医药传承创新发展的意见》印发，中医药服务体系进一步健全，传承发展能力不断增强，中医药人才培养体系持续完善。

2022年3月，国务院办公厅又发布了《"十四五"中医药发展规划》，明确了"十四五"期间中医药发展的目标任务和重点措施，也提出了下一阶段的主要发展指标，比如中医医疗机构2025年将达到9.50万个，中医院数、床位数、全科医生数都将明显增加。根据这些目标，到2025年，我国的中医药健康服务能力将进一步增强，中医药高质量发展政策和体系将进一步完善，中医药振兴发展会取得更加显著的成效。

2023年2月28日，国务院办公厅印发《中医药振兴发展重大工程实施方案》，加大了"十四五"期间对中医药发展的支持力度，并针对中医药医疗、科研、教育、产业、文化等方面提出了八项重大工程，着力推动中医药振兴发展。近年来，在全国两会上，中医药传承创新发展也成为代表委员们关注的焦点。

中医药发展备受重视，这是时代所趋、民心所向。随着我国新型工业化、信息化、城镇化、农业现代化的深入发展，人口老龄化进程加快，人民群众对中医药服务的需求越来越旺盛，中医药也能够以较低的成本维护和增进国民健康，放大"医改"惠民效果。党和国家将中医药融入发展大局，这不仅为中医药振兴创造了最好的环境，还为全行业带来了前所未有的历史机遇。

为此，中医药行业同仁需要把握机遇，共同努力，将政策落实到底、执行到位。比如，我们要不断扩大中医药服务的覆盖面，提升服务水平，并要转变服务方式和内容，以适应新形势下人民群众的健康需求；再如，我们要围绕"医改"总目标，发挥中医药物美价廉的特色，做好行业的规范发展，真正为人民群众谋福利；此外，我们要大力培养中医药优秀人才，促进中医药资源扩容、下沉到基层；而在中医药文化传承方面，我们要结合传统文化，不断输出"中华模式"，迎来中医药发展的春天。

使命担当，做好中医药历史与文化传承

做好中医药历史与文化传承，是我们当代人的使命和责任。习近平总书记曾强调，要遵循中医药发展规律，传承精华，守正创新，加快推进中医药现代化、产业化……那么，什么是"传承精华，守正创新"，这是我们必须首先弄清楚的问题。

传承精华，前提是认识并牢牢把握中医药的精华，这可以从梳理、挖掘古典医学专著的精髓做起。历史上的中医大家们为我们留下了数之不尽的精神财富，《黄帝内经》《神农本草经》《千金要方》《伤寒杂病论》《唐新本草》……一部部典籍，不仅为我们追溯中医药理论提供了清晰的脉络，也为中医药文化的延续打下了根基。对典籍我们要进行科学解读，取其精华、去其糟粕，对其中千百年来积累的思想内涵进行深入的思考和合理的借鉴。

对古方的挖掘和传承也是必不可少的。一纸经方传承千载，一缕药香穿越古今。中医药积累了大量古方，其中有很多验方对慢性病、常见病甚至疑难病都有很好的疗效，这样的验方就需要仔细收集、系统整理、充分发掘，确保能够传承下去。

当然，除了这些有形的"精华"外，无形的中医药精华也应得到传承和发扬。这不但包括中医药的科学内涵、思维理念、学术思想，还包含古代医家的医德、医道和医术。医德是做医生的仁者之心，医道是达成治疗目标的智慧，医术是实现治疗目标的技术，而这一切又深深扎根于中华文化、哲学、艺术的土壤之中。对于这些精华，我们都需要认真领会并加以运用。与此同时，我们要构建当代中医学术流派的评价体系，使大批名老中医的临证经验、学术思想和传统技艺得到完整保存，并要努力推动学术流派的交流和研究，以促进中医药文化的持续发展。

在传承精华的同时，我们还要切实做好"守正创新"的工作。"守正"和"创新"是辩证统一的关系，我们只有在"创新"的基础上"守正"，才不会故步自封，才能够与时俱进、推陈出新；也只有在"守正"的基础上"创新"，才不会偏离中医药发展的大方向，才能让中医药文化根深叶茂、源远流长。

具体来看，一方面，我们要坚持中医药主体发展，遵循中医药规律，保持中医药优势和特色，发挥中医药防病治病的独特作用，这属于"守正"的范畴；另一方面，我们可以充分利用现代科学技术方法阐述中医药的实质、特点和优势，并可以对传统中医药进一步探究和完善，这属于"创新"的范畴。

在理论创新的同时，我们还可以结合现代科学技术进行诊疗方法的创新、材料的突破。这样既保留中医药治病的独特优势，又能贴合现代人防病养生的切实需求，有利于中医药走上现代科技的"高速路"，获得长足而稳定的发展。

第三章　中医药是人类卫生健康共同体的共建者

中医药国际化：前景广阔但任重道远

中医药的传承、创新和发展，离不开国际化的过程。2019年10月26日，《中共中央国务院关于促进中医药传承创新发展的意见》发布，提出"将中医药纳入构建人类命运共同体和'一带一路'国际合作重要内容……推动中医药文化海外传播"。的确，中医药兼具科学和人文双重属性，让它走向世界，不但能够推动中华文明的广泛传播，提升中华民族的世界影响力，还能够满足全球人民对中医药的需求，这也是我们构建人类卫生健康共同体的使命所在。

党的十八大以来，中医药国际化成果斐然。截至2022年9月，中医药已传播至196个国家和地区，与我国签订专门中医药合作协议的外国政府、地区主管机构和国际组织超过40个，30个较高质量的中医药海外中心的建设工作也正在轰轰烈烈地开展。不仅如此，中医药内容被纳入了16个自由贸易协定，中医针灸、藏医药浴法等被列入联合国教科文组织《人类非物质文化遗产代表作名录》，89项中医药国际标准被陆续制定。

一场突如其来的新冠疫情让中医药被全世界更多的人所认知和认可。我国向150多个国家和地区介绍中医药诊疗方案，并向有需求的国家和地区提供中医药产品，中医药专家也奔赴当地指导抗疫，为人类共同对抗疫情作出了不可磨灭的贡献。

大量事实告诉我们，中医药国际化之路前景广阔，但我们也不得不承认，在走出去的过程中，中医药还面临很多困难和挑战。比如，各国经济发展水平不同，政策法规、文化信仰、医疗水平也都存在差异，对中医药的接受程度也不一样，这就给中医药的传播和发展造成了困难；再如，国际上更多关注的是以针灸为主导的中医药实用技术，中医药理论和文化却还没有得到广泛的理解和认同，想要进入主流医学，更要面临多重考验；还有，国外的一些中医诊所因为缺乏相应的中医监管体系，服务水平、药材治疗效果参差不齐，一旦出现医疗事故，将会严重危及中医药的整体声誉。

针对这些问题，我们在加快推进中医药国际化发展时，必须有更好的规划和更加科学的设计。首先，政策方面要为中医药国际化铺平道路。目前，国家已经出台了一系列相关政策，如2016年国家中医药管理局、国家发展和改革委员会联合印发了《中医药"一带一路"发展规划（2016—2020年）》，2021年国家中医药管理局、中央宣传部、教育部、国家卫生健康委、国家广电总局联合印发了《中医药文化传播行动实施方案（2021—2025年）》，再加上世界中药（材）互联网交易中心、世界中药（材）质量检定中心的成立，以及世界中医学专业核心课程教材的推广，有助于全面、系统、准确地传播中医药文化和技术，更能够提升中医药的国际形象。

其次，我们要继续加强中医药理论和文化的宣传，但是要注意改变方法、策略。比如，我们要学会因地制宜，因国施策，并要学会用现代化的语言风格、思维方式来阐述高深的中医理论，使它变得更加通俗、更有魅力，更易于被全世界理解和接受。再如，我们在宣传中医药的时候要重视展示技术、展现疗效，这也是最直接、最能让人信服的宣传途径。就像屠呦呦发现了青蒿素，获得了2015年度的诺贝尔生理学或医学奖，就是中医药成果贡献于人类卫生健康事业的最好证明。

最后，我们应当积极鼓励国际学术交流与合作。随着科学技术的不断发展，大数据、云计算让全世界医学可以实现资源共享，在这种情况下，"闭门造车"已经不适合现代中医药的发展。我们必须拓宽交流渠道，一方面鼓励国内的中医药从业人员、教师、学者、研究生等勇敢地走出去，学习国外先进的理论、技术和方法；另一方面则是加强与国外知名实验室、高校在中医药方面的深度合作，为中医药科研创新提供新技术平台。此外，我们可以为华人华侨子弟学习中医创造便利的条件，使他们在学成之后落地生根，继续传播中医药技术和文化，普惠当地人民。

在这个过程中，我们也不能忽视中医药文化的影响作用，应当尽可能利用网络信息手段，制作拍摄中医药纪录片、宣传片、影视剧等，以讲中医药故事的形式向海外推广，使中医药知识、理念逐渐深入人心；与此同时，针灸、火罐、太极拳、推拿等中医强身保健技术也可以成为中医药国际化的助力，可以让国外民众在感受中医药神奇疗效的同时，受到中华优秀传统文化的熏陶。

中医药不仅是民族的，也是世界的。推动中医药走向全世界，是未来的必然趋势。我们要在坚定文化自信，坚守中华文化立场的基础上，传播中医药文化基因，让越来越多的国家认识到中医药的价值，使中医药能够在异国他乡生根、成长，并能够成为推动中外相互了解、相互交流的桥梁和纽带。

提升国民素质，中医药走进千家万户

在不断推动中医药国际化的同时，我们也不能忽视它在国内的传播与发展。近百年来，本土文化受到西方科学、文化的强烈冲击，以中医药为代表的一部分"国粹"被弱化，甚至远离了很多国人的生活，这无疑是非常可惜的。想要改变这样的局面，就要想办法提升国民对中医药的认知度、理解度和接受度，使中医药走进千家万户，从而能够更好地提升国民的精神素质、身体素质。

有人或许会说，中医药经典著作深奥难懂，中医药理论解读困难，普通老百姓根本不可能接受。其实并不是这样，中医药文化来自民间，是中华民族在与疾病进行长期抗争的过程中逐渐形成的，它自身就有生活化的特点。如果我们能够将中医药文化与现代健康理念进行合理的结合，用人民群众听得懂的语言和喜闻乐见的方式去传播，弘扬中医药文化并非难事。

为此，我们需要继续拓宽中医药服务渠道，提供延伸到家门口的中医诊疗，使普通民众可以更加方便地体验中医药良好的疗效。在这个过程中，我们要充分展现中医"简、便、廉、验"的诊疗特色。不过，由于药材资源短缺，导致药价提升、剂型种类单一，影响了这些特色和优势的发挥。所以，我们一方面要充分挖掘古籍精华，合理采用民间的偏方、验方；另一方面要推广灸法、导引、功法等中医非药物治疗手段，在提升疗效的同时降低成本、节省时间，让更多的人使用中医药，接受中医药。

在治疗疾病的同时，我们还要做好中医的"生活化"。在如今这个"慢病时代"，我们可以鼓励大众学习中医"治未病"的理念，养成良好的生活习惯，做好个人及家庭的健康管理；中医"药食同源"的理念也可以向大众推广，中医茶饮、药膳价格低廉、制作简单，能满足不同人群的保健和养生需求，自然会受到人们的大力欢迎；当然，我们还可以发挥中医药养生文化的特色优势，将中医药文化与养老、保健、旅游、休闲娱乐、体育等产业有机融合，不断拉近中医药与普通民众之间的距离。比如，我们可以整合体育与医学资源，以医学理论为指导，融合太极拳、五禽戏、八段锦等养生法，建设运动康复中心、科学健康指导服务站、社区中医养生馆，有助于达到中医药"医养结合"的目的。

我们还可以在中医药文化的传播方式上进行改革。过去，我们常用报纸、书刊、广播、电视等传统媒体进行中医药文化的宣讲。现在，随着移动互联网的普及，新媒体发展如火如荼，我们也可以借此构造全方位、立体化、高效性的传播网络。比如，可以在微信公众号、微博、今日头条、百家号、抖音等平台上，发挥中医药专家的重要作用，借助他们自身的社会影响力吸引受众，再通过深入浅出的方式讲解中医药价值理念、养生知识等，从而提高中医药文化传播的权威性与社会影响力。此外，我们还可以制作漫画、视频等中医药文化传播精品，使中医药文化与当今社会相协调，和现实文化相融通，得到各年龄段人群的接受和认可。

随着中华文化当代性的进一步凸显，我们要遵循中医药文化发展和传播的规律和特点，坚持去粗取精，不断推动传统文化创造性转化与创新性发展。唯有如此，中医药文化才能全方位走进人民生活，在新时代焕发新的生机。

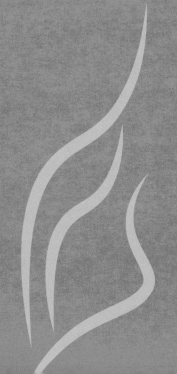

第二部分

灸法，中华传统文化的生动符号

第一章　灸法的文化底蕴

有火就有灸，从远古走来的中医疗法

在中医药的科学文化宝库中，有一颗绚丽多彩、耀眼夺目的明珠，那就是"灸法"。它的形成、发展和应用，突出体现着我们中华民族的文化特色和地域特征。

灸法是我们的祖先在长时间的生活实践中逐渐发现的。所谓"有火就有灸"，灸法的出现和火的运用有脱不开的关系。

远古时代，人们还不会用火。《礼记·礼运》是这样描述的："未有火化，食草木之实，鸟兽之肉，饮其血，茹其毛。"可见在运用火以前，先民们过着茹毛饮血的生活。不过，自然界少不了火的存在，雷击引起的火灾、草木的自燃、火山的喷发，让人们能够接触到火，他们发现被火烤过的鸟兽肉、植物果实等，味道变得更加可口了。于是他们开始有意识地保留火种，用它来加热食物。后来，为了方便用火，人们又发明了钻木取火的办法，也就是拿着硬木棒，对着木头不停地摩擦或旋转着钻进去，使它发热、产生火花，再引燃火绒，就能够"生火"。取火时有一种专用的木头叫"燧木"，所以传说中发明"钻木取火"的人叫燧人氏。

灸法就是在人们用火的过程中诞生的。那时候，人们经常围在火旁取暖，有人就发现自己身上冰冷、疼痛的地方经过烘烤后，得到了缓解。这可是个好消息，因为那时候没有"医"，也没有"药"，身体有了病痛，只能苦苦熬着。发现了这种好办法后，人们就会有意识地用火来熏烤疼痛的部位，就这样，人类历史上第一种用来治疗和缓解自身疾病的方法——灸法出现了。

灸法最早出现在什么地方呢？《素问·异法方宜论》告诉了我们答案："北方者，天地所闭藏之域也。其地高陵居，风寒冰冽。其民乐野处而乳食，脏寒生满病，其治宜灸焫。故灸焫者，亦从北方来。"这就是在说，灸法起源于北方，之后传播到了其他区域。这主要是因为北方地区气候寒冷，特别是那些高山峻岭的地方，风大冰厚雪深，人们过着游牧生活，长期在野外食宿，又总是吃一些动物肉、奶之类的食物，就很容易造成消化不良，会引起腹痛、腹胀、泄泻、呕吐等，而灸法对缓解这些症状就比较有效。

当然，最初的灸法非常简单，灸材也没有什么讲究。人们会把树枝或柴草烧着，再用火来熏、熨、灼、烫身体的某些部位，以消除病痛。

随着时代的发展，艾走进了人们的视野。因为艾绒引火的效果最好，所以部落里有专门的"火神官"，职责就是采摘艾草并晾晒制成艾绒，再把艾绒放置在陶瓷罐中，让它在里面缓慢地燃烧，等需要生火的时候就可以取出来使用。"火神官"在部落的地位不算高贵，但是每次瘟疫暴发，"火神官"一家往往安然无恙。一开始，人们以为这是"神灵的保佑"，后来才意识到这可能和"火神官"家里到处堆放着艾叶、随时燃烧着艾绒有关系。于是，人们认为悬挂艾叶和燃烧艾绒有"辟邪"的作用，在施灸的时候，也会用艾做灸材，它不但气味芳香，还容易燃烧，火力也缓和，能够为身体提供更好的治疗。

灸法的传承发展之路

灸法诞生于远古时代，经过了一代又一代人的传承、发展，才形成了我们今天熟悉的系统的理论和科学的方法。

在这个过程中，历朝历代的医家积极探索，积累了丰富的经验，也留下了众多的古籍，可以让我们参考借鉴。

最早的关于灸法的记载是在《左传》中，那是一个有意思的故事，说的是在春秋时期，晋景公生病了，向秦国求医，秦穆公派医缓给晋景公诊病。医缓还没来，晋景公就梦见疾病变成了两个小孩，一个说："那人是个好医生，恐怕会伤害我们，需要逃跑吗？"另一个说："我们待在肓的上边，膏的下边（古代医学认为心尖的脂肪为膏，心脏与膈膜之间的部位为肓），他能拿我们怎么办？"医缓来后，直接告诉晋景公："攻之不可，达之不所及，药不至焉，不可为也（你的病灸不能用，针达不到，药物的力量也达不到，不能治了）。"晋景公虽然很难过，但不得不承认医缓是"良医"，还送给他丰厚的礼物，让他回秦国。"病入膏肓"这个成语就源自这则故事，故事中，医缓提到的"攻之不可"的"攻"指的就是灸法，而"达之不及"的"达"指针法。

在春秋战国时期，灸法已经趋于完善。最早的医学专著《黄帝内经》中就有古人对针灸理论和实践的应用总结。其中《灵枢·背俞》写道："气盛则泻之，虚则补之。以火补者，毋吹其火，须自灭也；以火泻者，疾吹其火，传其艾，须其火灭也。"这是对灸法补泻的操作说明。长沙马王堆三号汉墓中的帛书如《足臂十一脉灸经》《阴阳十一脉灸经》《脉法》《五十二病方》等也记载了灸疗方法，可用于治疗近百种不同的疾病，如腰痛、目痛、心痛、肝痛、产聋、足小趾废、乳内廉痛、痈、疥等。

到了魏晋时期，灸法发展迅速，涌现出了许多灸法专著。西晋的皇甫谧总结了魏晋以前的针灸学成就，对《素问》《针经》《明堂孔穴针灸治要》三本书做了十分繁重的选材整理工作，又加入了自己的实践经验，写成了《针灸甲乙经》。这本书是我国现存最早的针灸专著，书中不仅详尽地论述了针刺，还把灸法和针刺并论，对禁灸穴位、灸法的禁忌证、艾灸的用量以及对误灸后所引起的不良后果应如何处理等，都做了具体论述。书中灸法应用广泛，可用于治疗各种临床疾病，为灸法学科的形成奠定了基础。

东晋医药学家葛洪也很重视灸法，他撰写的《肘后备急方》对卒死、五尺、霍乱吐利等急危重症都采用灸法治疗，可见灸法不单可用于治疗虚寒症，对急危重症患者的抢救也同样有效。这一时期的许多医家还用灸法预防霍乱、强身保健，并发明了瓦甑灸，开创了器械灸的先河，极大地推动了后世灸法的发展。

隋唐时期，灸法发展更为迅速。《旧唐书·职官志》记载："太医令掌医疗之法。丞为之贰。具属有四，曰医师、针师、按摩师、禁咒师，皆有博士以教之。"这说明唐朝不仅设有医科学校，而且学校专门开设了针灸课，还有专人教学。在唐朝甚至有了"灸师"这个称呼，韩愈有诗为证："灸师施艾炷，酷若猎火围。"

唐代还出现了大力倡导灸法的孙思邈、王焘等著名医家。孙思邈自小体弱多病，为了治病甚至倾家荡产。40岁之前，他试过多种方法，都没有什么明显的效果。于是他开始尝试艾灸疗法，被艾灸的养生祛病功效深深折服了。此后，他经常用艾灸调理身体，还说自己是"艾火烧遍身"，尤其喜欢灸足三里穴。他在《备急千金要方》一书中，不但介绍了采用灸法治疗内、外、妇、儿等诸科疾病，还丰富和完善了隔物灸、施灸材料的种类，如隔蒜灸、豆豉灸、黄蜡灸、隔盐灸、黄土灸等。王焘则著有《外台秘要》一书，书中专设一章为"明堂灸法"，通篇没有一字谈到针法和针穴，只讲灸法，对施灸方法、材料以及灸法的注意事项进行了详细描述，对后世灸法的应用推广和研究影响深远。

宋代是灸法的鼎盛时期，灸法不但得到了发展和完善，还积累了大量的临床经验。根据《宋史》的记载，宋太祖赵匡胤曾亲自为弟弟赵光义灸疗。赵光义体内有寒湿，当温热的气息通过艾灸送入体内时，寒热交织产生了疼痛感，赵光义忍不住叫出声来。赵匡胤为了帮弟弟分担痛苦，便将热艾往自己身上灼烧，这让赵光义十分感动。这件事情传开后，人们便用成语"灼艾分痛"来赞美兄弟之间的深情厚谊，从这也能看出当时人们对艾灸能够熟练操作，并且对其疗效也是相当信任的。宋代的《太平圣惠方》《普济本事方》《圣济总录》《扁鹊心书》《针灸资生经》《备急灸法》等多部专著也专门论述了灸法的应用，如：《太平圣惠方》一书倡导针与灸并重；《普济本事方》一书倡导以内治为主，但有许多治疗内容涉及灸法；《扁鹊心书》一书是记载以灸法治疗各种疾病的专著，书中论述了各种临床疾病的治疗方法，其中 80 多种疾病的治疗都采用了灸法；《针灸资生经》一书在总结前人经验、发挥自己优势的基础上，以穴属病，以灸法为主，在针灸学专著中具有较高的价值，书中首次记载了"天灸法"这一特殊的灸疗方法——利用一些刺激性的药物贴敷在相关穴位上，使局部皮肤自然充血、潮红或起疱的治疗方法，也叫自灸、敷灸、药物灸、发疱灸，它是不同于温热刺激的另一类灸法；《备急灸法》是除《肘后备急方》外另一部采用灸法治疗急危重症的专著，书中记载"凡仓卒救人者，惟艾灼收第一"，可见在宋代灸法的应用有多么广泛和重要。

金、元时期，医家为灸法的巩固和完善也作出了不少贡献。元代窦桂芳辑《针灸四书》，同时将《太平圣惠方》《小儿明堂经》一起重新整理抄录，改名为《黄帝明堂灸经》刊行。书中还收录了大量古人的灸疗经验，提出古人用火灸病，忌松木、柏木、竹木、榆木、桑木、枣木、枳木、橘木等。

明代灸法专著明显增多，针灸学家辈出，其中朱权的《寿域神方》及杨继洲的《针灸大成》，与其后相继出现的徐凤的《针灸大全》、高武的《针灸聚英》、张介宾的《类经图翼》、汪机的《针灸问对》、龚居中的《红炉点雪》、龚廷贤的《寿世保元》等，均对灸法的发展作出了巨大贡献。例如，《寿域神方》一书出现了艾卷灸法，这种方法后来发展为药末与艾绒混合制成艾卷熏熨的"雷火针灸"及"太乙针灸"，还有用"桑枝""桃木"为灸料的"神针火灸"，及"灯火灸"（用灯草蘸油点火在皮肤上直接烧灼）和"阳燧灸"（用铜镜聚集日光），这些方法都体现了古代灸法和熨法的结合运用。

清代关于灸法的专著要少很多，其中以吴谦等人奉朝廷之命所著《医宗金鉴》为代表，书中以歌诀的形式表达刺灸内容，并配有插图和注解，如《灸难产穴图》《灸疝气穴图》《灸反胃穴图》等。此外，该书对传染性疾病也提出了灸治方法。到了清代后期，由于统治者的封建思想，以及西方医学的兴起等诸多因素，中医药受到了严重冲击。一时间，"医不知科学，既不解人身之构造，复不事药性之分析，菌毒传染，更无闻焉"等一系列对中医的质疑言论随处可见，在这种情况下，灸法也逐渐被人们抛弃。到1822年时，灸法因为"针刺火灸，究非奉君之所宜"的荒谬理由被彻底禁止，太医院的针灸科也被永久废除了，导致灸法暂时走向没落。

新中国成立后，灸法重获新生，有关灸法的报道急剧增加，灸法防治各类病症超过200种，灸治方法日益丰富，并且结合现代科技出现了光灸、冷冻灸、电热灸、铝灸等。

如今，国家对灸法的传承、发展也非常重视。灸法研究课题还被列入国家"973"科研项目，我们也做了大量细致的研究工作，不仅明确了灸法的治疗作用，还在一定程度上总结和发现了灸法的临床规律，使现代灸法在临床治疗和保健养生方面能够发挥出更大的作用。

艾灸，中华文化不可或缺的一部分

艾灸在传承、发展的过程中，不但成为祖国医学不可缺少的一分子，还与中华文化互相融合，展现出了独特的文化魅力。

说到这里，有的人可能会提出疑问：艾灸是治病养生的方法，怎么会和"文化"这个词语联系在一起呢？其实，艾灸在中国历史文化中扎根几千年，处处都能体现传统文化的精髓。

第一，我们能够在艾灸中，找到"阴阳平衡"的文化内涵。阴阳文化是我国最为古老也最为传统的文化，它既是一种世界观，也是一种方法论，讲的是对立统一的关系，要求人们看问题做事情都要使用阴阳辩证的思想。比如，中医就认为，治病养生的关键在于通过调节人体的阴阳，使其达到平衡状态，倘若正常平衡被破坏，就会导致精气神失调而生病或衰老。《庄子·达生》曾讲述了这样一个故事：鲁国的单豹在山洞里练气功（内功），到了七十多岁，气色还很好，面孔像小孩那样红润，但不幸被饿虎吃掉了；还有一个叫张毅的人苦练武功，身强体壮，到处活动，可是才四十岁，就得了内热病死去了。《庄子》中的评述是这么说的：单豹练了内功，虎从外吃了他；张毅虽练了外功，但病却从内进攻他。在阴阳学说中，动为阳，静为阴，外为阳，内为阴。内外兼顾，动静结合，才能协调阴阳，可惜这两个人却没能做到这一点，才会走向悲惨的结局。所以我们要重视调和阴阳，而艾灸通过刺激穴位影响经络系统，能够调理脏腑，平衡阴阳。同时，艾灸具有双向调节功能，也就是能让阴阳中低者升高、高者降低，从而让失衡的阴阳重新恢复平衡。

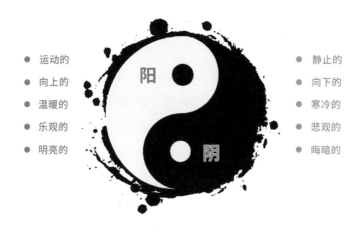

- 运动的
- 向上的
- 温暖的
- 乐观的
- 明亮的

阳

阴

- 静止的
- 向下的
- 寒冷的
- 悲观的
- 晦暗的

阴阳

第二，艾灸体现了"天人合一"的中华文化内涵。古往今来，人们对"天人合一"的理解多种多样，但基本的内涵趋于一致，即认为自然界是一个大宇宙，人为一个"小宇宙"，两者在本质上是相通的，有关联的，人依赖自然而生存，自然界能提供给人们生存所需要的基本物质，人们通过这些物质才能正常地进行工作、学习、生活等活动。而人们作为活动的主体，应该充分发挥主观能动性，顺应大自然，把握大自然的规律，这样才能与世间万物共生共荣。中医药深受"天人合一"的影响。《素问·四气调神大论》云："夫四时阴阳者，万物之根本也。所以，圣人春夏养阳，秋冬养阴。"艾灸也是顺应这样的规律，在特定的时令节气进行艾灸，能够更好地强身健体，预防疾病，许多慢性疾病如冻疮、咳嗽、哮喘等都易在冬季诱发或加重，所以可以提前在夏季艾灸，预防保健的效果将更为显著。

第三，艾灸体现了"见微知著"的文化内涵。"见微知著"这个词最早出现在"地方志鼻祖"《越绝书》中，其表述为"故圣人见微知著，睹始知终"。也就是说，圣人见到事情开始的苗头，就能知道它的实质和发展趋势。用于中医治疗，就是从机体发生的细微变化，知晓病因病机，进而对症下药，所以我们在艾灸配穴时，除了会问患者主要的症状外，还会顺便问一些看似"无关紧要"的小问题，比如：最近喝水多不多？是否容易出汗？大小便情况如何？……这当然不是在"聊家常"，而是"见微知著"的诊疗方式——一些细小的琐事，往往能够反映人体基本的健康状况。拿出汗来说，我们中医就能看出好几种问题，比如，外感风邪，会伴随着发热、出汗、怕风吹的情况；外感寒邪，也会出现发热现象，人会比较怕冷、头痛，但往往不会出汗。夜间睡着后出汗，同时有发热、脸红、心烦、口干舌燥、失眠多梦等现象，多属阴虚内热；没有活动就会出汗，这叫"自汗"，这种情况常会有疲劳无力、气短、畏寒的情况，属于阳气不足的范畴……我们只有先"见微知著"，才能采取不同的灸疗手段，也才能得到更好的效果。

第四，艾灸体现了"忧患意识"的文化内涵。我们中华民族饱经沧桑，自古以来，忧患意识就深深烙印在每个人的灵魂深处。《周易·系辞下》这样说道："君子安而不忘危，存而不忘亡，治而不忘乱。是以身安而国家可保也。"这就是在提醒人们要有忧患意识，安居时不忘危险，生存时不忘消亡，平安时不忘动乱，这样才能够维护自身的安全、国家的平安。中医药作为我国传承数千年的传统医学，深受"忧患意识"的影响，催生了"治未病"的思想理念。

传说名医扁鹊曾经说自己的医术不如两个哥哥：大哥医术最高，能在病情发作前为病人去除病根；二哥医术差一点，能在病情刚起、症状初显时施治，也能药到病除；而扁鹊自己却是在病情严重时下大力气治病。这个故事说明了"治未病"的可贵，因为"未病"最容易被忽略，也最考验医术。"治未病"的实质就是中医学的预防医学思想，其内涵主要体现在三个方面：一是未病先防，注重未病前的积极预防以防止疾病的发生，即采取各种措施增强体质提高机体免疫力；二是既病防变，即已病早治，这就是早期诊断、早期治疗，防止疾病进一步发展与转变；三是瘥后防复，即防止疾病的复发，疾病刚康复时人体属于阴阳未和、正虚邪恋的阶段，如果调养护理不当，病邪随时可能死灰复燃。而艾灸在"治未病"方面有着十分重要的作用，是中医"治未病"思想最为具体的干预手段之一。我们可以在机体健康无病，或是疾病发生之前，或是疾病轻浅之时，用灸法激发人体正气，振奋阳气，发挥温经通络、温阳补虚、活血化瘀、平衡阴阳的作用，从而增强机体的抗病能力，防止疾病的发生或发展，这也是艾灸相比其他治疗方法的一大优越之处。

第五，艾灸还体现了"以人为本"的文化内涵。"以人为本"是由管子最先明确提出的，他说："夫霸王之所始也，以人为本；本理则国固，本乱则国危。"治国如此，其他方面也应当如此，要重视以人为中心，以人为目的，注重人的生命与价值，这正是中国文化最根本的精神，也是最重要的特征。中医药遵循的也是"以人为本"的思维模式，所谓"欲知人之病，先知人之常"，中医看病实际上是在看人，病人是医疗活动的中心，疾病的产生和人的生活习惯、生活环境、气候条件等都有密切的关系。所以在临床工作中，我们会充分重视对病人个体差异的研究，包括年龄、形体、体质、心理、社会生活方式等诸多方面，通过分析、综合各类信息，辨清疾病的病因、性质、部位，以及邪正之间的关系，才能给予个性化的治疗方案。我们做艾灸也要注意"因人施灸"——对不同患者制订不同的取穴方案，在选用灸材、制定灸法、制定灸量、按时辰施灸等方面也都会有不同，这样才能达到更加理想的治疗效果。

从艾灸看中华文化，我们会发现传统文化的精髓虽然历经千年岁月，仍然不会过时。在新的历史时期，我们应当努力挖掘艾灸背后的文化价值，在传承、发展艾灸的同时继续发扬中华传统文化，寻回中华民族的"文明之根"。

第二章　灸法的国际交流

灸法的海外传播之路

灸法发源于我国，却能够走向世界，风靡全球，被认为是一股来自东方的"神秘力量"。这让我们感到十分骄傲和自豪。

那么，灸法为什么会有这么大的魅力呢？它在海外又是如何被认知和传播的呢？

这还要从公元6世纪说起。公元514年，我国的针灸学首先传到了朝鲜。公元550年，灸法从朝鲜传入日本，在那里扎根生长，结出了累累硕果。

天庆二年（939年），日本天皇曾发表全日本国民艾灸布告，主要内容就是"春秋施灸，以防疾患，人因应勤于所业，然有所患则业废身蔽，不可不知，妇孺皆然"。可见灸法在日本十分普及，甚至还出现了"勿与不灸足三里之人行旅""风门之穴人人灸""不灸三里者不做旅人"之类的谚语。日本人不但用灸法治疗疾病，还把它当成了养生保健的良好手段。

1929年，一个叫原志免太郎的医学博士还在东京成立了三里灸实行会（后改称国民保健灸实行会），大力推广"艾灸三里"运动。当时的日本首相近卫文麿也对其极力支持，使得日本国内掀起了轰轰烈烈的"国民三里灸运动"，不但遏制了当时流行的结核病，还提升了人们的体质、延长了人们的寿命。就拿原志免太郎本人来说，一直坚持用艾灸养生防病，他的寿命达到了108岁，而且百岁以后还耳聪目明，每天能给人看病、施灸。

在运用灸法的过程中，日本医家也对灸法进行了深入的研究，还取得了一系列成果。与我国重视临床研究不同，日本更侧重灸法特别是直接灸的基础研究，不少工作的研究角度新颖，研究结果具有重要参考价值。如对施灸材料艾的研究发现，把艾放在玻璃板上燃烧，可以看见褐色焦油样物质附着，他们称为"艾燃烧生成物"，对其进行研究，认为艾燃烧生成物可以从灸热损伤的皮肤处渗透进去产生作用。另外，他们在施灸材料的改良、施灸方法的革新等方面也做了大量卓有成效的工作。

不仅是日本，灸法在韩国同样备受人们的追捧。韩国有一部经典电视剧《大长今》，其中就有实施艾灸治疗的片段。当时，女主角长今的养父因为严重晕船陷入昏迷，长今在养父胸下的鸠尾穴上点燃小艾炷，配合按揉合谷穴位，养父很快就苏醒了过来。从这个情节的设定，就能看出艾灸在韩国的影响力。

艾灸在韩国的风靡，与名医金南洙有很大的关系。金南洙被誉为"韩国针灸第一人"，曾为历任总统担任保健医师，他对传统中医艾灸进行了继承发展，创造出一套适合现代人的灸法——无极保养灸，其主要选择了8个经穴，用半米粒大小的艾炷，每天每个穴位灸3壮。这种灸法不管是否患有疾病都能使用，金南洙自己数十年坚持运用艾灸，寿命达到了105岁。通过金南洙等人不遗余力的推广，艾灸已经成了韩国的"保健符号"，很多韩国老百姓都习惯通过灸法来治病养生。

灸法在"征服"亚洲之后，又远渡重洋，来到了西方国家。17世纪中叶，灸法经由日本传到了欧洲，荷兰人赖尼在他的《论关节炎》一书中对灸法有明确的记载："采集艾的头和嫩叶，阴干后在手中揉搓，除去纤维杂质，留下绒状物质备用……将艾炷安放于需要灸的病痛处，用引火物点燃其顶端。燃烧和缓进行，最后在皮肤上引起一个小泡……中国和日本的医师们从简单的图画中就能看出应该施灸的部位。图中画有简单的经络循行路线并用朱笔点明可以施灸的部位。"不过，欧洲人虽然对灸法感兴趣，但在选择灸材的时候却显得非常混乱，丝、羊毛、火绒、棉布、棉絮、纸条，甚至向日葵的髓质等都被他们拿来施灸。其中棉絮灸在法国最为流行，即将棉絮用布裹紧，切成长短不等的圆柱体，作为灸炷。有的医生在使用前先将其在硝酸钾中浸过，以促进其燃烧。后来，医生才开始用艾绒施灸。德国人甘弗曾担任荷兰东印度公司外科医生，并在日本工作过，对灸法有一定了解，他在《海外珍闻录》一书中明确主张用艾绒施灸，因为"中国和日本经常用作施灸的材料是艾绒"，在书中他画了一幅图，表明了施灸的穴位和灸法的适应证。法国医生拉兰也为灸法在欧洲的推广作出了贡献，他是拿破仑军中的外科主任，在行军作战的过程中，他最常用的治疗方法就是灸法。他用艾灸治疗麻痹、破伤风、眼疾、关节病、脊椎损伤等。特别是骨科疾病，他认为，"根据我们所进行的大量观察，治疗这种凶恶疾病的一般方法就是重复施行灸疗"。

在具体应用灸法时，西方国家也有自身的特色。在选穴上，由于大多数人并不知道中医理论，故多取病痛处或其附近的部位。在方法上，多先将施灸部位剃毛，在上面放一块湿布，中间开一个小孔作为安放艾炷之用。等艾炷固定好后，施灸者往往采用不同方式促进艾炷燃烧：用嘴吹火，或用玻璃管吹火，甚至用风箱吹火。也有人通过吹风管的来回移动以及控制吹风管的风力，使艾炷的燃烧尽可能缓慢均匀地进行。这一灸法类似于中国的化脓灸，灸后在形成的水疱或灸斑上敷以铅膏。如要短期化脓，只要像包扎普通伤口一样敷上一块油布；如果要长期化脓，可敷以发泡药膏或者在伤口的中央放一粒豌豆以形成人造溃疡。除上述灸疗外，西方早期的施灸者还创制了多种灸治之法，常用的有棉絮温和灸、铁锤灸、石灰灸、火药灸、棉布灸和灸器灸。

总体而言，在海外传播时，灸法因为操作简单、取材方便、作用广泛、经济安全，能够被当地民众普遍接受，使这项中国古老的技术和文化蜚声海外，成为和瓷器、丝绸、中华武术一样知名的"中华名片"。

针灸走红海外掀起"中医热"

在灸法走红的同时，针法在海外的表现也毫不逊色。毕竟，国外熟知的中医针灸就是针刺加上灸法，两者各有所长，如果有机地结合起来，能够更好地治病强身。

近年来，中医针灸在国外持续走红，各国医师将其广泛应用于临床治疗，使中医药在全世界的地位逐渐提高，甚至还掀起了一股"中医热"。

针灸在国际上的火爆有几方面的原因。首先，国外的知名记者对针灸进行了报道，引发了轰动效应。那是在 1972 年尼克松访华期间，随同记者詹姆斯·罗斯顿患上了急性阑尾炎，北京协和医院的医生立即给他做了阑尾切除手术，术后采取针灸疗法为他缓解疼痛，效果良好。詹姆斯·罗斯顿感受到了针灸的神奇之处，康复后饶有兴趣地参观了医院的针刺麻醉疗法。回国后，他马上在《纽约时报》上大篇幅发表了关于针灸的报道，引发了全民关注。美国卫生院对中医针灸疗法也特别感兴趣，一股"中医热"由此点燃，针灸、拔罐等传统医疗措施受到了国际政要和平民百姓的热烈追捧和喜爱。

其次，中医针灸疗效明显，得到了民众的认可。虽然存在中西方文化上的差异，但中医的临床疗效显著，也让民众逐渐接受和信任中医。中医师一般使用的都是以传统技术和自然绿色元素为主的治疗方法，如针灸、中药、推拿按摩、拔罐等，疗效明显，副作用少，这也为针灸在海外走红奠定了基础。

最后，大量的临床证据和医学机构的推荐，也打消了人们对针灸的疑虑。2002 年，世界卫生组织发表题为《针灸：对照临床试验报告的回顾与分析》的报告，具体列出了针灸（已通过临床试验）证明可以有效治疗的 28 种疾病、症状或病症。2012 年，美国针灸与东方学院（AAAOM）总结了一些疾病适用中医针灸治疗的疗效，实验表明，中医针灸在治疗一些疾病时显示出其高于主流医学疗法的特点，比如慢性疼痛、不孕不育、偏头疼以及手术化疗引起的不适反应等。近年，也有学者系统总结了 2010 年至 2020 年间全球范围内的与针灸相关的临床实践指南（CPGs），总量就达 133 项，这些指南大部分都认为针灸在治疗痛症方面应用较广。

在诸多原因的共同作用下，针灸的"走红"就成了自然而然的事情。如今在世界各国，中医特别是针灸的发展呈现出如火如荼的态势。2016 年国务院新闻办发表《中国的中医药》白皮书，其中提到中医药目前已传播到 183 个国家和地区，103 个世界卫生组织会员国认可使用针灸，其中 29 个国家和地区制定了传统医学的法律法规，18 个国家和地区将针灸纳入医疗保险体系。

例如，在现代医学高度发达的美国，针灸在传统与补充替代医学中脱颖而出。自 1971 年进入美国以来，经过 40 多年的发展，针灸逐渐得到美国民众的广泛接受，现在几乎每个州都有中医针灸诊所，总量已达 8000 家左右。此外，美国设立了不少中医药大学。如创立于 1984 年的美国加州中医药大学，其原名为"五系中医药大学"（Five Branches University）。五系，意指中医治病养生的五种方法，即针灸、中药、推拿、气功和食疗，该校是一所由美国教育部和美国加州针灸局核准的，少数具有美国教育部正式批准的中医针灸专业最高学历的中医药高等学校。

在澳大利亚，针灸主要应用于私人诊所，包括提供针灸、中医药、东方医学、理疗等。尤其，多学科交叉的诊所很常见，如西悉尼大学整合医学诊所就是一所多学科交叉的诊所，提供的医疗服务包括针灸、中药、整合医学、心理学、瑜伽疗法、正念和太极等。澳大利亚主要的中医临床研究机构是西悉尼国家辅助医学研究院和皇家理工大学中澳国际中医中心。除了这两所提供中医高等教育的大学外，其他很多公立和私立大学也开展针灸等中医药相关研究，如南十字大学与昆士兰大学合办的澳大利亚辅助医学教育与研究中心等。

欧洲各国的中医针灸研究和应用也是方兴未艾。法国主流医学界将针灸与草药疗法定性为"软性医学"，作为欧洲各国中研究中医和针灸最早、最多的国家，法国成为欧洲针灸研究的中心。在瑞士，获得中国国家中医药管理局鼎力支持的中日友好医院等多家国内医疗机构与瑞士开展深入合作，并派出专业针灸人才到瑞士从事临床医疗工作，极大地促进了瑞士针灸事业的发展，全瑞士现在提供针灸医疗服务的机构已经达到百余家。土耳其的中医教育目前也以针灸为主，如安卡拉嘎兹大学、嘎然帕舍医学院、伊斯坦布尔慕然尼亚教学研究医院等机构先后举办了针灸学习班。

金砖国家的中医药发展也是日新月异。如坐落于南非的约翰内斯堡大学就是一所能提供针灸本科、研究生及博士学位教育的高等学校，针灸课也成为全校最受学生欢迎的课程之一。而在印度西北部的旁遮普邦卢迪亚纳市，一家以印度援华抗日医疗队队员柯棣华命名的柯棣华针灸慈善医院，则被当地人视为中印友好的象征。2017年7月，金砖国家卫生部长会暨传统医药高级别会议在中国天津召开，会上通过了《金砖国家加强传统医药合作联合宣言》，进一步推动了中医药在金砖国家的"走红"。

这股"针灸热"，让我们看到了中医药国际化的无限潜力。具有独特优势的中医药在走向世界的历史进程中，其科学性、系统性不断地得到国际社会的高度认同，促进了中医药文化在海外的传播和发展，中医针灸的火热魅力正在"针"服全球。

针灸申遗打开世界大门

针灸虽然已经走红海外，但想要增强针灸的影响力，提升世界对针灸的认可度，我们还需要付出更多的努力，比如申报非物质文化遗产就是一个必须完成的任务。

非物质文化遗产虽然是无形的，却是各国、各民族文化的重要组成部分，也是人类文明的结晶和最宝贵的共同财富，更是人类社会得以延续的文化命脉。在我国的非物质文化遗产中，中医药是十分重要、极具特色的部分，而针灸是中医学的瑰宝，在许多外国人眼里，中医便是针灸，针灸申遗是代表中医走向世界的一个重大举措。

2009年11月27日，我国常驻联合国教科文组织代表团将"中医针灸"申报材料递交至教科文组织非物质文化遗产处。2010年11月16日，好消息终于从肯尼亚首都内罗毕传来，中国的"中医针灸"通过审议，被世界非物质文化遗产大会第五次会议列入《人类非物质文化遗产代表作名录》，中医针灸申遗成功。

中医针灸申遗的成功加强了世界各国对针灸的认识，因为这标志着从国际法的角度认可了针灸的价值，代表着从官方层面以承诺、计划为保障，以责任、义务为约束，从经济、政治、文化等方面多角度地对针灸进行全方位的保护、传承与发展。这个巨大的成功也增强了我国人民的文化自信，更振奋了无数中医人的心。中国中医科学院原常务副院长、中国针灸学会原会长刘保延就这样说道："针灸申遗成功既肯定了其为人类健康作出的积极贡献，说明世界对针灸的认可和肯定，也是对当代针灸界的鞭策，新一代针灸人承担着发展和推广针灸学科的压力和重任。"

当然，对于针灸来说，申遗成功不是终点，而是一个新的起点。下一步应当如何走？这是摆在每一个中医人面前的问题。我们已经注意到，针灸在走向国际化的过程中，逐渐出现了"去中国化""去中医化"的现象，甚至有一些外国学者对针灸疗法的起源、机制和效果提出了异议，这有违联合国教科文组织非物质文化遗产保护目录收录的初衷。

针灸的传承保护，应该保持其特色，回归于传统，这不是一句口号，而是应当落到实际行动上，去制订各类保护计划、提高对针灸的关注度。

首先，针灸的保护工作迫在眉睫。在针灸申遗成功的那一年，四位代表性传承人程莘农、贺普仁、郭诚杰、张缙都已年过八旬，意味着我们必须对针灸进行"抢救性保护"。对此，中国针灸学会和中国中医科学院针灸研究所积极开展传承保护工作，以文字或视频的形式对四位代表性传承人的临床经验和学术思想进行了系统梳理和记录，留下了珍贵的影像资料和文献资料。像这样的工作就是亟待进行、不能忽视的。

其次，我们应加强针灸的教育和传承，通过代表性传承人亲自传授、经典研修、临床实践等方式，在国际上培养一批医德高尚、理论扎实、技术精湛的针灸人才，让针灸能够更好地服务于人类健康。

最后，我们应深入开展针灸的科学研究，促进针灸的标准化和规范化，探究其科学内涵和作用机理。值得欣慰的是，近年来，有关中医针灸的高质量研究成果接连在国际权威学术期刊上发表，特别是基于疗效的临床循证研究，说明针灸日益受到国际学术界的认可。

此外，我们应积极搭建国际交流平台，举办世界针灸学术大会、国际针灸学术研讨会等，进一步提升针灸在国际上的影响力。2021年，北京国际针灸学术论坛就邀请了来自瑞士苏黎世大学、美国密西根大学、美国纪念斯隆凯特琳癌症中心、日本东海大学、韩国韩医研究院和澳大利亚皇家墨尔本理工大学的多位学者，共同讨论针灸技法及针灸研究的科学问题，这对促进国际针灸临床实践，将针灸纳入主流医学的临床指南和医疗保险都有重要意义。

与此同时，中医针灸学科的发展需要弱化经济利益的考量标准，要制定合理的服务价格体系。政府的重视和扶持、相关制度和规划的完善、相关政策的支持也是必不可少的，这是针灸发展的良好外部条件。

历史进程电光石火，截至2024年，中医针灸被联合国教科文组织正式列入《人类非物质文化遗产代表作名录》已过去了14年。在这段时间内，中医针灸无论在技术创新、理论深化、临床应用，还是文化阐释等方面，都有了飞速发展。针灸的绿色健康理念与当代人追求自然和生态有机的观念完美契合，促使其在全球的接受度和认可度逐渐提升。作为宝贵的人类文化遗产，中医针灸的国际化发展前景无限。

让中医艾灸焕发出时代光彩

针灸在走向国际的同时，也为我们提出了更多更高的要求。在现代医疗技术不断丰富的情势下，我们要纵向挖掘中国针灸技艺和文化内涵，横向学习国外临床技术及生产工艺，对传统针灸进行不断的创新，才能够牢牢地抓住针灸的国际话语权，为人类健康持续作出新贡献。

以灸法为例，传统艾灸疗法在施灸的过程中其实存在不少缺陷，比如操作不便、安全性不够、不够环保等，这与现代国际流行的"轻养生"的发展潮流是相违背的。为了满足现代人个性化的健康养生需求，我们要在确保传统艾灸精髓不变的基础上，进行工具、灸材、方法等的创新，让中医艾灸焕发出时代光彩。

从工具来看，传统的艾灸工具虽然形式很多，但很多都是低水平的重复竞争，其产品效能并没有太多区别。如今，能够大大降低操作难度的艾灸辅助器械已经出现，其中有代表性的有贴片式灸具、磁针式灸具、温 / 烟控灸具、施灸部位辅助灸具等。贴片式灸具，即随身艾灸贴，它是把药物和自发热层进行结合，制作成艾灸贴，通过局部外敷，借助发热效应和人体的循经感传效应将药效和热能通过穴位和经络传导到人体，这种艾灸贴可持续温灸热敷数小时，比传统手工施灸省时省力。还有磁针式灸具，是以磁疗梅花针艾灸器为主，它具有针、灸、磁疗的作用，绿色无烟，低碳环保，使用时可以自己控制时间，清理也很方便。至于温 / 烟控灸具不仅可以控制艾灸的温度和烟雾的浓度，在温度过高的情况下还可以报警，同时还设置了防止体表烫伤的防护网，无疑提升了操作的安全性。另外，在温控灸具的基础上，结合罐状式、手压式灸具，手持气压助燃艾灸仪也已经问世，就连毛发处在它的辅助下也可以施灸，打破了"凡有毛发处不可灸"的传统观念。此外，还有施灸部位辅助灸具，这是针对手腕、前臂、膝关节、耳部、腰背等分别研制的灸具，其中灸具的活动盖板的设计可调控箱内的氧气含量，控制艾的燃烧，起到调节温度的作用。总体来看，这些新型灸具考虑到使用的便捷性、安全性，能够满足现代人随时随地艾灸的需要，也能够提升传统艾灸的形象，有利于它在国际上的进一步传播和推广。

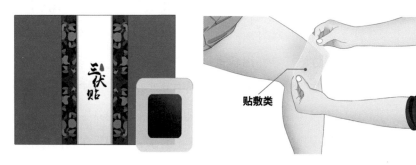

贴敷类

艾灸贴

从灸材来看，随着现代科技的发展，艾灸产品的生产工艺已经发生了翻天覆地的变革。传统行业中艾灸产品的制作技术含量不高、产品种类有限，同时传统工艺生产出的艾条、艾炷大多具有温度不可控、烟不可控等诸多的弊端，这些问题严重束缚了艾灸行业的全球化发展。目前通过科技革新，已经实现了可控温控烟工艺，使用更加舒适。不仅如此，创新后的艾灸疗法可以精准直接地作用于相关穴位，调理和保健的功效更佳。另外，艾产品的范围也不断扩大，我国的艾灸已经形成了产业链式的发展，不仅涵盖了艾灸器械的制造与销售，还包括了相关中药材的种植、

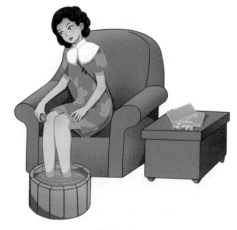

艾条沐足

艾灸技术的培训、保健产品的研发与推广等多个层面。国内的诸多艾灸行业品牌也都建立了自主的科技研发中心，拥有无尘车间，可进行专业加工，这些灸材方面的提升和进步也为艾灸全球化发展打下了坚实的科技基础。

从方法来看，传统的艾灸方法也可以改良优化，使其更好地与新兴技术结合。比如，人工智能技术就可以与艾灸相结合，智能化设备可以让施灸者"解放双手"，带来的是较高的便捷性和舒适性，同时一些易操作的模块也能够实现身体健康大数据的实时收集与监测，再结合数据提供有针对性的解决方案，更能够提升艾灸的科学性。再有智能化的穴位模拟与精准认定、温度的调控以及补泻等精准操控也能提升艾灸的疗效，也会让艾灸的国际化之路变得更加平稳顺畅。

综上所述，中医传统艾灸在不断进行创新的过程中，将传统养生变得更加现代化，使用更加方便安全，既保留了艾灸治病养生的独特优势，又有效避免了艾灸过程中的缺陷，为艾灸行业的全球化发展加油助力。

第三章　灸法的健康价值

艾灸祛病的作用机理

《医学入门》中说："药之不及，针之不到，必须灸之。"这说明灸法是除药物、针刺之外的一种重要治疗方法。而艾灸只是灸法的一种，灸法还包括用灯芯草蘸油点燃焠熨的灯火灸，用一些刺激性较大的药物，如大蒜、白芥子、旱莲草等捣烂后敷贴于体表，让其发泡的无针灸，以及将艾灸与其他方法配合运用的灸法，如在艾灸时垫隔生姜、食盐、胡椒粉的隔物灸，把艾条切成小段插在人体穴位的针柄上的温针灸等。它们各有其特点和适应证，根据患者的病情会选用不同的灸法来治疗。

那么，你有没有想过，灸法特别是艾灸为什么能够发挥神奇的疗效，帮助我们祛病强身呢？这就要从艾灸祛病的作用机理说起了。

首先是艾灸具有对人体有益的热作用。无论是直接灸、隔物灸，还是悬空灸，在施灸的过程中，患者都会产生明显的以热为特征的感觉如温热、灼热、灼痛等，这就是我们常说的"灸感"。事实上，这种温热刺激不仅涉及表皮，还会影响到皮下和肌层。现代科学通过研究发现，艾在燃烧时的辐射能谱，不但具有远红外辐射，还具有近红外辐射，近红外辐射能直接渗透到深层组织，既可为机体细胞代谢活动、免疫功能提供必需的能量，又能为能量缺乏的病态细胞提供活化能，因而能够达到祛病的目的。

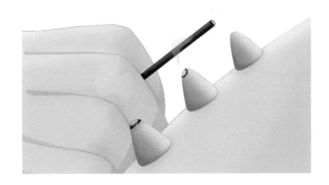

直接灸

其次是艾草具有独特的药性。施灸材料虽多，但我们最常用的还是以艾叶制成的艾绒，这与艾本身的特性有分不开的关系。艾是多年生草本植物，以叶入药，全国均有生长，以湖北蕲州产者为佳，故有"蕲艾"之称。名医李时珍的父亲李延文毕生研究两种中药，一种是艾草，一种是人参，他还写了两本专著《蕲艾传》和《人参传》。他把这两种中药做了比较，最后得出结论：艾有参之功，参无艾朴实之德。意思是说，艾有人参回阳救逆、补气补血、升阳举陷的作用，而人参没有艾朴实惠民、易于传播的优点。《名医别录》里也说："艾叶味苦，微温，无毒。主灸百病。"从这可以看出艾确实有其他中草药无法比拟的优越之处。不仅如此，艾叶的通透能力也远远超越了其他植物。在古代，军队每行军至一地，都要砍伐大量艾来聚集燃烧，然后站到高处观察，如果距离燃烧点方圆几里的地方能看到冒烟，就证明此处地下有水，能安营扎寨。这说明艾叶的通透能力很强，这种顺水道而游走的能力应用于人体，就表现为通达经络，行气活血，所以古书上说它可以通十二经，走三阴，理气血，善入脏腑。很多药力不能到达的地方，艾灸可以到达，足见其功用之神奇。

最后是经络腧穴与艾灸有机结合，会产生一种良性的综合效应。传统的中医理论认为经络是人体组织结构的重要组成部分，它是沟通表里、上下，联络脏腑组织和运行气血的独特系统；而腧穴是人体脏腑经络之气输注出入的特殊部位，也是疾病的反应点和刺激点。我们在进行艾灸时，艾绒本身的药性和其燃烧所产生的热量都要作用在机体体表特殊的经络、穴位上，才能达到扶正祛邪、养生保健的作用。比如，艾灸作用在关元穴有回阳救逆的作用，作用于百会穴有升阳举陷的作用，作用于阿是穴有消瘀散结、拔毒泄热的作用……据史书记载，元代征南元帅忒木儿在行军途中突然患病，先是消化不良、腹痛腹泻，很快发展为腿脚冰冷、麻木不仁，继而下肢完全不能活动。随征医官通过诊断认为忒木儿所患的急症是因年高体弱、昼夜行军受寒以及饮食不节导致"寒湿相合"所致，决定为他进行艾灸治疗。医官取出备好的陈艾绒，在忒木儿肚脐下一寸半处的气海穴放置艾绒温灸，以补下焦湿气，又艾灸两膝的足三里穴，引导阳气下行。除了艾灸外，医师还让忒木儿服用了温经散寒、健脾燥湿的方剂，一段时间后，忒木儿病情逐渐好转，之后医师继续进行艾灸，直到忒木儿基本康复，能够重新回归战场。从这就能看出，选准经络穴位进行艾灸，疗效是非常明显的。

对于艾灸的几种作用机理，我们可以这样来认识：经络腧穴是艾灸作用的内因，而艾草的药性和艾灸的热作用属于外因，只有将内外因素有机结合，才能共同发挥艾灸祛病强身的作用。

艾灸的四大功用

了解了艾灸的作用机理后，我们再来看一看艾灸的功用。《本草纲目》记载，艾以叶入药，性温、味苦，无毒，纯阳之性，通十二经，具回阳、理气血、逐湿寒、止血安胎等功效。虽然在灸治过程中艾叶进行了燃烧，但药性仍然存在，可以通过体表穴位进入体内，渗透诸经，起到治疗作用；艾烟又可通过呼吸进入机体，起到扶正祛邪、通经活络、醒脑安神的作用；并且艾灸对体表的病邪也能直接杀灭，因而能够起到治疗皮肤病变和预防疾病的作用。

具体来看，艾灸的功用主要集中在四个方面。

首先，艾灸有"温经散寒，通络止痛"的功用。《素问·调经论》写道："血气者，喜温而恶寒，寒则泣不能流，温则消而去之。"这说明人体气血有"喜温恶寒"的特点，在正常情况下，气血在经络中循环往复运行，遇温则散、遇寒则凝。艾本就属温性，再加上点燃后灸火能够产生温和的热力，可以散寒、温通经络，符合"寒者热之"的中医治疗基本原则。又因为气血运行通畅，"通则不痛"，所以灸法更适合治疗受寒引起的痛症，像寒凝血滞、经络痹阻引起的寒湿痹痛、痛经、胃脘痛、寒疝腹痛等都可应用艾灸。《针灸大成》中有一则成功应用艾灸缓解腹部胀痛的案例，当时患者患有严重的痢疾，不但下泻不止，还伴有吐血、发热、咳嗽，肚脐周围一块更是剧痛无比，且高高肿起，像拳头一样大。面对如此凶险的情况，名医杨继洲立刻针刺患者的气海穴，并灸50壮，患者的疼痛很快就消失了，肚脐处的包块也平复了，可见艾灸温通止痛的功用是非常明显的。像很多女性有痛经的问题，其中一大部分是由于气血不通造成的，往往会有经血色黑、有血块的问题。这类女性就可以在经前和经期对下腹部进行艾灸，能够缓解经期疼痛。

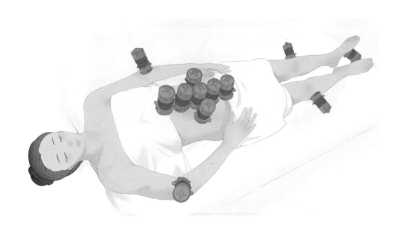

艾灸

其次，艾灸有"扶阳固脱，升阳举陷"的功用。《素问·生气通天论》里说："阳气者，若天与日，失其所则折寿而不彰。"这说明了阳气的重要性，人体本是阴阳平衡的，阴阳两方面具有此消彼长的关系，阳衰则阴盛，阴盛则为寒、为厥，更严重时就会出现"阳气欲脱"的情况，引起心悸气短、出汗、四肢冰冷、少尿、水肿、舌头呈浅紫色、脉搏很细等症状。此时就可用艾灸来温补，以扶助虚脱的阳气。《扁鹊心书》记载："真气虚则人病，真气脱则人死，保命之法，灼艾第一。"《伤寒论·辨厥阴病脉证并治第十二》也说："下利，手足逆冷，无脉者，灸之。"这都是在提醒我们，要采取灸法来扶阳固脱。在临床上，各种虚寒证、寒厥证、虚脱证和中气不足、阳气下陷而引起的遗尿、脱肛、阴挺、崩漏、带下、久泻、久痢等病证都可用灸法使其得以改善和好转。

再次，艾灸有"消瘀散结"的功用。《黄帝内经》写道："气为血之帅，血为气之母，气行则血行，气滞则血瘀。"灸法能让气机通畅，营卫调和，瘀结会自行消散。所以临床多用艾灸治疗气滞血凝导致的瘰疬、瘿瘤等。《聊斋志异》里的一则故事《二班》讲到名医殷元礼擅长针灸，有一次在深山中遇到了两个姓班的兄弟，他们请他回家为老母治病。殷元礼随他们来到一间石室，看见榻上卧着一位老年妇女，鼻下口角有两个像碗口一样大的赘瘤，已经影响正常的饮食。殷元礼见老妇人十分痛苦，便取出艾为她灸了数十壮。第二天，赘瘤已经破溃，殷元礼又在创口敷上药末，说很快就能痊愈。在这个故事中，二班兄弟、老妇人其实都是老虎所化，具有强烈的奇幻成分，但艾灸能够消瘀散结、治疗赘瘤却不是作者蒲松龄的想象，而是现实生活中存在的治疗方法。现代研究也发现，艾灸对穴位的刺激作用，能够激活血管的活性，改善血液循环，即活血化瘀。

最后，艾灸有"防病保健"的功用。艾灸通过艾本身及穴位的双重作用，可以调整经络气血，而气血充足通畅，人体正气充足，"风邪"就不能侵袭机体，这就是中医所讲的"正气存内，邪不可干"。《备急千金要方·灸例第六》记载："凡入吴蜀地游宦，体上常须三两处灸之，勿令疮暂瘥，则瘴疠瘟疟毒气不能著人也。"也就是说，去往湿毒泛滥的地方前，可以提前做做艾灸，能够起到很好的防病保健的作用。

现代医学也通过研究发现，进行一定时间的灸疗后，血压、呼吸、脉搏、心率、神经系统、血管等都得到调整，比如白细胞、血红蛋白、红细胞、血小板会明显增高，胆固醇会降低，凝血时间会缩短，白细胞吞噬能力会增强，从而能够促进新陈代谢，调节人体免疫功能，减轻环境中的伤害性刺激给人体带来的不良影响，这也是艾灸能让人身心舒畅、精力充沛的原因。因此，我们应当坚持应用艾灸，它会对人体产生持续的良性影响，有助于达到强身健体、延年益寿的目的。

大健康时代，艾灸守护国民健康

"大健康"是根据时代发展、社会需求与疾病谱的改变，提出的一种全局的理念。党的十八届五中全会从协调推进"四个全面"战略布局出发，曾提出了"推进健康中国建设"的宏伟目标，凸显了国家对维护国民健康的高度重视和坚定决心。然而，随着社会的飞速发展与进步，现代人的工作生活节奏越来越快，身心压力也越来越大，机体长时间处于亚健康状态，久而久之诱发各种疾病。因此，发展大健康，现已成为时代的"刚需"。

在大健康时代，艾灸这项传统治疗手段并未过时，在了解了艾灸的作用原理和功用后，我们应当更好地应用艾灸，让它为民造福，使它成为大健康时代守卫人民健康的重要基石。

事实上，与其他治疗手段相比，艾灸具有很多独特的优点，这为它的广泛应用奠定了基础。

首先，从适用范围来看，艾灸可以应用于更多的场景，它可以用于治疗疾病，尤其适合慢性疾病以及风湿寒邪引起的疾病。清代针灸学家吴亦鼎在《神灸经纶》中说："夫灸取于火，以火性热而至速，体柔而用刚，能消阴翳，走而不守，善入脏腑，取艾之辛香作炷，能通十二经、入三阴、理气血，以治百病，效如反掌。"这充分说明了艾灸的特性和疗效。当然，艾灸也可用于养生保健，体质虚弱的人群也可以艾灸特定穴位，起到强身健体的作用。艾灸还可以用于疾病的预防，现在医学界有"防重于治"的提法，也就是中医常说的"未病"，大多数疾病就是因为没有及时预防才会导致病发。而有些人身体有疾病迹象，却并不在意，等病情恶化才去求医问诊，不但效果不佳，还会浪费钱财、消耗人力。艾灸就可以解决这些问题，比如艾灸预防心脑血管病，临床上以神阙为主穴，辅以大椎、天柱、风池、风府、颈夹脊等穴，能够促进颈部血管平滑肌松弛，减少胆固醇沉积，降低血液黏稠度，加速颈动脉、椎动脉的供血，改善大脑供血供氧，可有效预防心脑血管病的发生。对于心脑血管病后遗症期患者，在准确取穴的基础上，应用艾灸治疗也能减少复发的可能。

其次，从操作步骤来看，艾灸主要通过在特定部位，使用点燃的艾炷或者艾条熏灼来进行治疗，操作简单方便。经过专业人士的培训和指导，并学习了经络穴位的基本知识，普通民众也可以在家中进行艾灸，而且艾绒、艾条的购买也很方便，能够满足家庭养生保健的需求。

再次，从安全性来看，艾灸具有安全、有效、无毒副作用、不污染环境等多方面的优势。随着社会的发展，人类战胜疾病、维护健康的手段越来越多，新药特药层出不穷。其中不乏一些对身体有毒副作用的药物，给人民的生命健康造成了不可挽回的损失。世界卫生组织曾指出："世界各国相继发生了一系列严重的药害事件，导致了数以千万计用药者的伤残和死亡。全球有三分之一的病人不是死于自然疾病本身，而是死于不合理用药。"对于这样的情况，推广艾灸应用能够起到改善作用。艾灸在治疗内、外、妇、儿及五官科的常见病、多发病、疑难杂症及亚健康状态方面都有疗效，而且不吃药、不打针、不开刀就能解决问题，有效避免了药物毒副作用给人体带来的很多损害。

最后，更值得一提的是艾灸还具有经济方面的优势，可以减少人们为治疗疾病、养生保健投入的费用。如今随着医学的进步及医疗条件的改善，越来越多功能先进却费用高昂的检查、检验仪器设备被普及于各大医院，致使人们就医的成本越来越高。医药消费已经占到家庭收入的很大一部分，有时候，因为小病去一次医院，也要花费上百、上千元，无疑给人们的生活带来了沉重的负担。在这种情况下，成本低廉、效果明显、经济实惠的艾灸自然会受到大众的欢迎。

相信随着积极预防、养生保健、珍爱生命等"大健康"理念成为未来医学发展的趋势，艾灸必将造福万民，为中华儿女防病治病、健康长寿作出贡献。

第三部分

艾灸的简易操作

第一章　选对灸材，走好艾灸第一步

选择艾绒的方法

随着人们保健意识的增强，艾灸疗法越来越受关注，大家对它"简便廉验"的优点非常推崇，但艾灸怎么做才会更有效，却不是每个人都清楚的。在本书的这一部分，我们就来一起讨论艾灸的操作细节，既能帮助大家快速上手，又能避免一些常见的误区。

艾灸的第一步，自然是正确选择灸材。常用的艾灸材料有艾条、艾炷、艾绒。艾绒是由艾叶经过反复晒杵、捶打、粉碎，筛除杂质、粉尘而得到的软细如棉的物品，可用于温和灸或直接灸；艾条是用棉纸包裹艾绒制成的圆柱形长卷，因为使用简便，不起泡、不发疮、无痛苦，可以用于保健自灸；艾炷是艾绒制成的圆锥形艾团，小如米粒的多用于直接灸，大如蚕豆的可用于间接灸。施灸时，每燃尽一个艾炷，称为"一壮"。

目前，市场上各种灸材不胜枚举，但质量却参差不齐。就拿艾绒来说，有些不良商家为了降低成本、牟取暴利，甚至会在艾绒中掺假，严重影响治疗和调理效果，也妨碍了艾灸产业的健康发展。为了遏制乱象，北京中医药大学、北京市药品检验所等四所单位的 13 位专家联合起草了《灸用艾绒》这一国家标准，并于 2021 年 11 月 26 日由国家市场监督管理总局、国家标准化管理委员会发布、实施。该标准针对干燥后的艾叶经加工制成的各种灸用艾绒产品，对产品的分类与使用注意事项、质量要求、试验方法、检验规则、标识标签以及包装、运输和储存等方面都做出了规定，不但有利于促进艾灸产业的规范化，还能加快艾灸疗法在更大范围内的推广应用，对我国把握行业国际话语权、引领艾灸产业全球化发展具有重大意义。

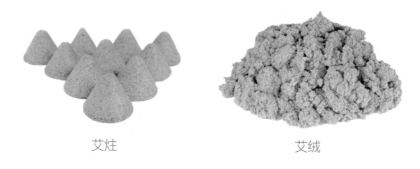

艾炷   艾绒

不过，虽然有国家标准"保驾护航"，我们在具体选择时仍然不能掉以轻心，否则很容易掉入一些常见的误区。

比如，有的人说"艾绒的颜色越金黄越好"，可事实并非如此。艾绒的颜色与艾叶的年份有很大关系。当年的艾叶颜色青绿，味道浓烈，提取的艾绒呈现青绿色、青黑色，味道也比较浓烈。经过1年以上存储后，艾叶逐渐由青绿变黄，成了陈艾，提取的艾绒颜色土黄，含有少量的青绿色、青黑色叶柄纤维，这就是所谓的"杂质"，会影响艾绒的纯度。一般纯度低的艾绒颜色偏深一点，纯度高的艾绒颜色浅一点，但有的商家提供的艾绒是金黄色，黄得很耀眼，这时候我们就要谨慎了，因为这种艾绒可能是被硫黄之类的化学物质熏蒸着色过，或是混杂了其他黄色的植物纤维，用来艾灸反而对身体有害。

还有人认为"艾绒是年份越久越好"，依据是《本草纲目》中所说："凡用艾叶，须用陈久者，治令软细，谓之熟艾；若生艾，灸火则易伤人肌脉。"但是，从艾叶的储存来说，每多储存一年，成本就要成倍增加，而且艾叶堆放久了也有自燃的风险，所以没有多少厂家愿意把艾叶储藏5年、10年后，才去制作艾绒。而且在储存过程中，艾叶中的各种有效成分不断挥发，若是堆放 5 年、10 年，其中的有效成分已经所剩无几了，制成的艾绒功效无法得到保证，所以我们选择 2~3 年陈的艾绒就可以了。

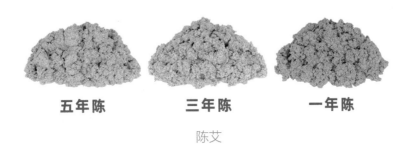

五年陈　　　　三年陈　　　　一年陈

陈艾

另外，艾绒也不是越精细越好。艾绒的纯度常会用数字比例来表现，比如 30：1 的艾绒，就是指由 30 公斤的艾叶提取出 1 公斤艾绒，这个比例是艾绒细腻程度的指标，也是艾绒品质高低的一个重要参照。艾绒比例越高，越细腻，其火力越柔和。但艾灸是对穴位进行温烤，需要一定的火力，过于精细的艾绒因为火力较柔和，效果反而不好。所以不宜盲目追求精细的艾绒，而是要根据治疗目的、疗法来合理选择。有相关文献建议，40：1 纯度的精细艾绒临床适用于瘢痕灸疗法，30：1 和 20：1 纯度的艾绒临床适用于非瘢痕灸疗法，10：1 纯度的艾绒临床适用于制作艾条进行温和灸疗法。

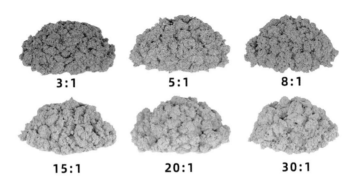

3：1　　　　5：1　　　　8：1

15：1　　　　20：1　　　　30：1

不同比例的艾绒

艾叶、艾绒、水蒿 GC-MS 检测挥发性成分总结报告

1 仪器：

1.1 仪器：安捷伦气相质谱联用仪，型号 7890A &5975C；

1.2 试剂 石油醚，沸点 60℃~90℃（分析纯，厂家阿拉丁）；乙酸乙酯（分析纯，国药沪试）

2 方法：

2.1 气-质分析方法

色谱柱：Agilent DB-5ms（30 m x 250 μm x 0.25 μm）；载气：高纯氦气（纯度>99.999%）；流速：1 mL/min；分流比：10:1，进样口温度：300℃；进样量：2 μL；程序升温（初始温度：60℃，以 3.5℃/min 升至 120℃，以 3℃/min 升至 282℃，保持 1min，以 1.5℃/min 升至 300℃，保持 3min，以 3℃/min 升至 310℃，保持 5min）；辅助加热：220℃；EI 电离源，电子轰击能量：70 eV；离子源温度 230℃，四极杆温度 150℃，溶剂延迟 3min，检测模式为全扫描模式，质量扫描范围 m/z：30~500amu。

2.2 供试品溶液的制备

取新叶、陈叶（5年）、新绒、陈绒（5年）、三年（10:1）、五年（5:1）、水蒿各 1g，精密称定，加石油醚（60-90℃）25mL，称重，超声提取 30min，取出，放置室温，补重，6000rpm 离心 10min，针头滤器 0.22μm 过滤，待测。

2.3 对照品溶液的制备

2.3.1 桉油精对照品溶液的制备 取桉油精对照品（批号 110788-201707，购自中国食品药品检定研究院）适量，精密称定，加乙酸乙酯制成 0.2mg/mL 的桉油精对照品溶液，即得。

2.3.2 龙脑对照品溶液的制备 取龙脑对照品（批号 11088I-201709，购自中国食品药品检定研究院）适量，精密称定，加乙酸乙酯制成 0.2mg/mL 的龙脑对照品溶液，即得。

3 结果

3.2 艾绒三年（10:1）、艾绒五年（5:1）总离子流色谱图，见图 2

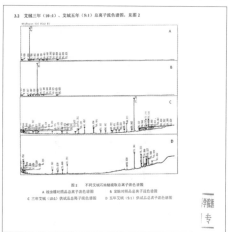

图 2 不同艾绒石油醚提取总离子流色谱图

A 桉油精对照品总离子流色谱图　　B 龙脑对照品总离子流色谱图
C 三年艾绒（10:1）供试品总离子流色谱图　　D 五年艾绒（5:1）供试品总离子流色谱图

3.1 新叶、陈叶（5年）、新绒、陈绒（5年）、水蒿总离子流色谱图，见图 1。

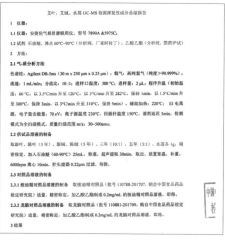

图 1 艾绒石油醚提取总离子流色谱图

A 桉油精对照品总离子流色谱图　　B 龙脑对照品总离子流色谱图
C 新绒供试品总离子流色谱图　　D 陈绒（5年）供试品总离子流色谱图
E 水蒿供试品总离子流色谱图　　F 新叶供试品总离子流色谱图
G 陈叶（5年）供试品总离子流色谱图

4. 总结

以石油醚作溶剂分别对新叶、陈叶（5年）、新绒、陈绒（5年）、三年陈绒（10:1）、五年陈绒（5:1）和水蒿进行提取，每个样品平行 2 次实验，通过气相色谱-质谱联用仪（GC-MS）进行分析检测，质谱图经 NIST17 谱库检索和匹配，并采用面积归一化法计算各成分的相对百分含量。石油醚从上述样品中可提取出单萜类、醇类、倍半萜类、炔类和烷烃脂肪酸类和不饱和脂肪酸类化合物。

2020 版《中国药典》（一部）艾叶项下含量测定规定桉油精和龙脑两种成分，桉油精和龙脑均为单萜类化合物。艾叶随着陈化时间的延长，打钱比的升高，单萜类含量明显偏低，倍半萜类、烷烃类含量增加，桉油精和龙脑类成分在新叶、陈叶（5年）、新绒、三年陈绒、五年陈绒（5:1）供试品都检测到了。

新叶、陈叶（5年）、新绒、陈绒、三年陈绒（10:1）、五年陈绒（5:1）和水蒿谱图，经 NIST17 谱库检索均可检出β-桉醇的衍生物，Neoisteronedeol（十氢二甲基甲乙烯基萘酚 CAS 5945-72-2）新叶、陈叶（5年）、三年陈绒均可检出半萜化合物，(-)-Spathulenol（蓝叶桉油螺醇 CAS 77171-55-2），水蒿的供试品溶液在保留时间 46.5min 有色潜出，经 NIST17 谱库检索为 Reynosin CAS 28254-53-7），Reynosin 为桉叶烷型倍半萜内酯类化合物，本次实验仅在水蒿中检出。

3.3 新叶、陈叶（5年）、新绒、陈绒（5年）、三年陈绒（10:1）、五年陈绒（5:1）石油醚提取主要成分表

CAS	化合物名称	新叶	陈叶(5年)	新绒	三年 (10:1)	陈绒(5年)	五年 (5:1)	水蒿
					峰面积%			
5945-72-2	Neoisteronedeol 十氢二甲基甲乙烯基萘酚	3.94	11.95	3.82	4.6	3.84	6.46	0.82
1139-30-6	Caryophyllene oxide 石竹烯氧化物	2.7	6.99	1.06	2.9	0.496	2.1	3.06
470-82-6	Eucalyptol 桉油精	7.53	10.32	0.87	1.78	/	2.1	2.43
507-70-0	Borneol 龙脑	4.53	2.45	1.97	1.19	/		
10385-78-1	1,7,7-Trimethylbicyclo[2.2.1]heptan-2-ol 异龙脑							0.36
87-44-5	Caryophyllene β-石竹烯	3.82	2.01	/			2.09	2.41
77171-55-2	(-)-Spathulenol 蓝叶桉油螺醇	0.55	0.99		0.72			1.58
28254-53-7	Reynosin							1.17

艾叶、艾绒、水蒿 GC-MS 检测挥发性成分总结报告

掌握了上述几点后，我们还可以学一些简单的鉴别技巧。比如，可以用手摸一摸艾绒，好的艾绒摸起来柔软细腻，不会有疙疙瘩瘩或刮手的感觉；也可以点燃艾绒看一看，艾烟的颜色一般是白色或者稍稍偏灰，如果点燃后产生的是黑烟，就说明艾绒可能含有较多杂质；在燃烧的同时，我们还可以闻一闻艾烟的气味，优质艾绒产生的艾烟闻起来有淡淡的清香，而劣质艾绒烧出来的艾烟则刺鼻难闻。结合这几点进行综合判断，就更容易选到上佳的艾绒，艾灸也能达到更加满意的效果。

辨别艾条的质量好坏

了解了艾绒的选择方法，我们再来辨别艾条的质量。按照艾条内所含草药的不同，艾条可以分为清艾条（里面只含纯艾绒）、药艾条（除艾绒外还含有针对某些疾病的药物，比如太乙针灸除了艾绒以外，还加入了麝香、乳香、没药、松香、桂枝等，可用于治疗寒湿、头痛、咳嗽等）。

近年来，市场上艾条杂陈，不但质量参差不齐，甚至存在以次充好、以假乱真的现象，造成这种现象的原因之一，就是艾条缺乏统一的产品标准。所幸在 2021 年 11 月 26 日，国家标准《清艾条》面向行业正式发布，并在全国实施。这项标准规定了清艾条的技术要求、测试方法、标志、包装、运输和储存等，对全行业健康有序的发展有非常重要的意义。

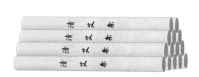

清艾条

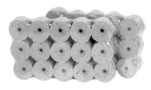

药艾条

那么，家庭治疗、保健应当如何科学地选择清艾条呢？这里介绍一套简单的方法，即"一看、二问、三闻、四体会"。

所谓"一看"，看的是艾条的外观、辅料、生产信息等。从外观来看，好的清艾条呈规则圆柱体，包裹结实、紧密，无明显的凹凸不平，轻轻挤压，也没有弯曲和折痕；艾条整体洁净，没有霉点；卷纸没有破损，也没有夹绒和漏绒的情况；艾条的两端艾绒整齐平整，没有黏合剂渗漏现象；里面的艾绒比较细腻，没有枝梗或是其他的杂质，取出适量的艾绒能搓成一定的形状；颜色一般是土黄色的，青色的、黑色的都不是好艾条。

有位 42 岁的患者患有子宫肌瘤，听说艾灸疗效不错，便自己购买了艾条，又咨询了中医，配好了穴，可是她坚持艾灸近一年，肌瘤却未见缩小。患者十分失望，带着自家的艾条，再次咨询医师，这才发现她购买的是质量低劣的"假艾条"，其中掺杂了大量杂质，颜色严重发绿，难怪辛苦艾灸却没有产生半分疗效。这也提醒了我们，在选择艾条时，"看"的环节很重要，一定不能忽视。

从辅料来看，我们先要注意看艾条使用的卷纸质量，市售的艾条以白棉纸、牛皮纸为主，也有用桑皮纸的。这几种纸以白棉纸最次，牛皮纸次之，桑皮纸最好。因为桑皮纸本身就是一种中药，可利水生肌，而且它吸水性强，能防潮、防虫，不易开裂，适合长期储存。除了卷纸外，我们还要看卷纸里面使用的黏合剂，应采用面粉胶（以面粉为主要原料制作的黏合剂）或糯米胶（以糯米粉为主要原料制作的黏合剂），如果用工业胶水，在燃烧的时候，就会产生有毒、有害的气体，会对身体造成不良影响。

从生产信息来看，我们可以看看艾条的品牌是不是值得信赖；然后看一看艾条的产地，历史上有"四大名艾"——北艾、海艾、蕲艾、祁艾，对应的产地分别是河南汤阴、浙江宁波、湖北蕲春、河北安国。2010 年，国家质检总局发布第 159 号公告，批准蕲艾为地理标志保护产品。蕲艾的微量元素含量、挥发油含量、燃烧放热量等都远远高于其他地区艾品质，并且香气浓郁，药效独特，可以作为艾灸的首选灸材；另外，我们还可以看看艾条的年份，同挑选艾绒一样，艾条并非越陈越好，年份在1~3年的艾条已经可以满足养生的需求。此外，我们可以看一看艾绒的纯度比例，当然纯度也不是越高越好，普通人养生保健用10∶1的艾条就够了。

至于"二问"，主要就是问艾条的价格。正规渠道生产销售的艾条，一般10根的价格在20元以上，有的商家的标价远远低于市场价格，艾叶的成本以及人工等费用可能都收不回来，这时候我们就要"长点心"，避免因为贪图便宜买到劣质产品。

"三闻"就是闻气味。好的艾条，久置后气味不会明显减退。在燃烧时气味也不刺鼻，反而有一种草药的香气，产生的艾烟不会很多，也不会感到呛人。如果艾条香气较淡，或是有异样的气味，燃烧后气味刺鼻，烟雾较多，则不宜购买。

"四体会"指的是通过使用时的切身体会来判断艾条的质量优劣。比如，艾条燃烧时火力柔和，能够均匀燃烧，气味芳香，灸后皮肤局部发红，能感到有舒服的渗透感，就是质量较好的艾条，可以继续购买使用；若艾条燃烧不充分，时不时有火星迸出，灸后皮肤有刺激感，甚至被灼得很疼，则不宜再次购买。

在使用完毕后，我们还可以观察一下艾灰。质量好的艾条，燃烧后的艾灰为灰白色，不易脱落，用手捻搓感觉比较细腻柔滑；质量不好的艾条，艾灰在燃烧过程中容易脱落，轻则灼伤皮肤，重则失火引起事故，而且艾灰也较粗糙，颗粒感强。学会辨别这些细节，就不容易被商家误导，买到劣质的艾条了。

第二章　艾灸器具，方便实用是关键

艾灸器具的分类

艾灸器具是方便艾灸过程的辅助器具。我们可以把点燃的艾绒、艾条放置在艾灸器具里，再固定在肢体的任何部位，就能便捷地对人体施灸。它能够弥补手持悬灸容易烫伤、施灸面积小、费时费力等不足，还能提升艾灸的疗效。

艾灸器具的使用最早可以追溯到魏晋时期，那时候就出现了比较简单的艾灸器，借助瓦甑、苇管进行的隔物灸发展也较快。葛洪还在《肘后备急方》中记录了一些隔瓦甑灸的方法："若身中有掣痛不仁，不随处者，干艾叶一斛许，丸之，纳瓦甑下。塞余孔，唯留一目。以痛处着甑目上，烧艾以熏之，一时间愈矣。"孙思邈也在《千金翼方》中记载了用苇管作为器具向耳内施灸的方法："卒中风口歪，以苇筒长五寸，以一头刺耳孔中。四畔以面密塞，勿令泄气。一头内大豆一颗，并艾烧之令然，灸七壮。差。患右灸左，患左灸右。"这种方法可以用来治疗面瘫、耳鸣、耳聋、中风、头痛、眩晕等病症。

到明清时期，人们更加注重使用艾灸器具。像明代龚信在《古今医鉴》中记载用铜钱做灸具，清代则出现了"灸盏"，它是一种银质专用灸具，形状有些像杯盏，使用的时候"将盏足钉在生姜片上，姜上亦穿数孔，与盏孔相通，俾药气可以透入经络脏腑也"，可见这是一种集隔姜灸、灸具灸、药物灸等多种方法于一体的灸法。

随着现代科技水平的不断提升，艾灸器具早已"旧貌换新颜"，有了多种多样的形式和功能，使用方法也各不相同。下面就介绍几种比较常用的艾灸器具。

第一，艾灸盒，也叫"温灸盒"或"温灸宝"。艾灸盒一般是木制或竹制的，主要结构有艾条夹（用来固定艾条）、观火孔（掌握温度，防止烫伤）、固定用的带钩橡皮条、挡灰网、出灰槽等。按照孔数可以分为单孔、双孔、三孔、六孔的艾灸盒；也可以按盒内插针数量来分类，数量越多艾灸的面积越大。

在使用时，我们可以先将点燃的艾条插入艾灸盒盖上的卡子里（插入长度要小于艾灸盒的高度，同时和盒子保持一定距离），再将艾灸盒盖按照正确的方向盖好，把盒上的绑带绑在需要施灸的身体部位。在艾灸过程中，可以通过盒上的孔眼随时观察艾条的燃烧状态，及时调整艾条的位置，提升艾灸效果。

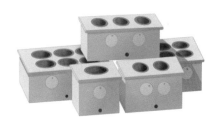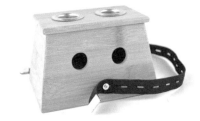

艾灸盒

第二，艾灸罐，也叫"灸疗罐"或"通元罐"。艾灸罐一般是双层杯体结构，外杯体多为陶瓷质，内杯体中间附有隔网灰，这种结构有利于艾灸热力的储存，既可以让艾火功效直达穴位，又可以利用罐体温度起到热敷作用，兼具艾灸和热敷的双重功效。另外，艾灸罐还有艾条插针（用来固定艾条）、通风口和防烫保护罩（防止艾灸热力烫伤皮肤）。

我们在使用艾灸罐时，可以先将艾灸罐打开，然后点燃艾条放入艾灸中柱中，旋钮灸盖，放置穴位上，或者用绑带把艾灸罐缚在身上施灸，但需要先在施灸部位覆盖毛巾等隔热物品，以免烫伤。

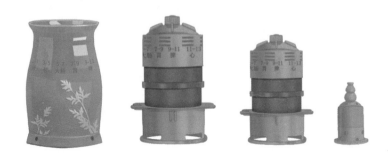

四种不同规格的艾灸罐

第三，立式艾灸仪。立式艾灸仪是根据传统艾灸的原理，结合现代技术发明设计的，主要结构有可360度旋转的金属支架、金属防护罩（防止艾灰掉落烫伤肌肤）、配重底座、金属夹（用来固定艾条）、隔热网。这种艾灸仪操作简单，移动方便，功能强大，适合全身多部位艾灸，可以对多个穴位同时施灸，也可以做隔空灸。

我们在使用时应先打开艾灸器安全隔热网，把所用艾条或艾饼固定在艾灸仪的插针上，用点火器点燃，再将安全隔热网归位并锁死安全扣，然后插上电源，打开灸头开关和净烟箱体，将艾灸仪移动到使用者身边，并将艾灸仪箱体底部的万向轮锁死，再调整灸头对准需要施灸的部位，并将万向臂锁死，即可进行全方位无死角的艾灸。不过在施灸时要注意调整温度，防止皮肤被灼伤，如果感觉温度过高，可以调整支架与身体的距离，以降低温度。

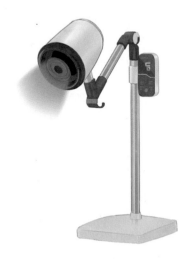

立式艾灸仪

第四，艾灸床。艾灸床是现代科技与中医药的融合，常由灸材加热柱、控制装置、排烟装置等组成。床上预留好了人的脊椎位置，通过木板上的小孔传热，可以做到整椎同灸，一次可以灸30~40个穴位，具有温阳补气、温经通络、消瘀散结、祛湿逐寒等疗效；床中间设有抽屉式温灸箱，便于艾条的更换，治疗结束后，打开抽屉，将艾灰清理干净即可，既安全又美观；另外，还有遥控器连接控制设备，方便点燃艾条、调节温度；排烟装置运用密封的独立高科技碳水离子净烟系统排烟，确保排烟效果，且不用设排烟管道。部分艾灸床还配置有灸疗舱，设有远红外热疗灯，可根据需要调整位置，配合艾灸使用，更能增强疗效。

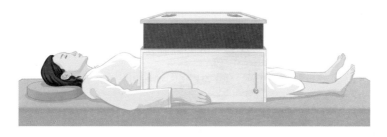

温灸箱

在使用艾灸床时，我们需要打开艾灸床侧门，把艾条依次插入点火柱，再按下遥控器的点火键进行自动点火，然后适当调节上下升降板，打开排烟装置，再让受灸者平躺到床面上，用棉毯盖住身体，就能舒舒服服地享受艾灸了。

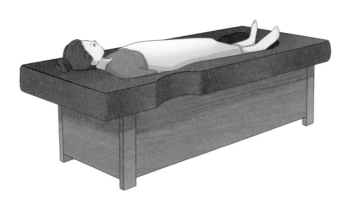

艾灸床

第五，除烟型艾灸器。除烟型艾灸器设有导烟管、除烟箱、安全隔热网、插针等结构，采用传统明火艾灸疗法，在使用过程中，艾灸烟雾顺着导烟管进入除烟箱体内，箱体内的材料将烟雾处理后，排出的是干净的空气。

在使用时，我们需要打开艾灸器安全隔热网，将艾条固定在艾灸器的插针上，再用点火器点燃，然后将安全隔热网归位并锁死安全扣，并将艾灸器移动到使用者身边，调整灸头对准需要施灸的部位，同时将排烟管放于通风口进行排烟。

第六，艾灸熏蒸仪。艾灸熏蒸仪将传统艾灸原理和现代技术相结合，通过加热片加热艾绒结合光谱灯达到艾灸的效果。它的主要结构有加热仓（加热艾绒）、光谱灯、智能控制面板、底座、可升降旋转支架等，具有控温控时等功能，一片艾饼可以反复使用 3~5 次，隔 30~60 分钟可以翻一次面，一包艾绒可以反复使用 2~3 次。

在使用时，我们需要打开加热仓盖，将艾绒放置于加热仓中，再将加热仓盖归位，插上电源，然后打开灸头开关，把艾灸熏蒸仪移动到使用者身边，调整灸头对准需要施灸的部位，并可以使用智能遥控器对相关参数进行调节。

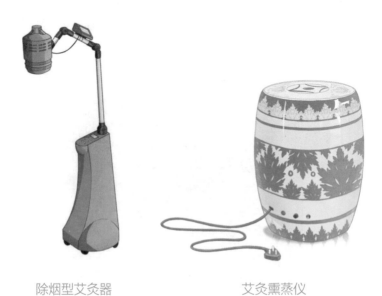

除烟型艾灸器　　　　　　　　艾灸熏蒸仪

第七，悬臂式铺灸仪。悬臂式铺灸仪是一种古法铺灸的传承创新方案，其通过悬臂式铺灸仪与下燃式铺灸盒的组合应用，可科学化地实施隔姜隔药铺灸（艾绒＋姜＋中药）文火慢灸，三维灸疗头可多穴区大面积靶向施灸，方便实施督脉灸、任脉灸、带脉灸等灸法。

第八，机器人雷火灸仪。运用机器人技术（机器人技术＋人工智能），将传统雷火灸技术进行了科技化创新，全面继承和再现了雷火灸的传统手法中的悬停灸法、回旋灸法、雀啄灸法、往复灸法、循经灸法，可以替代灸疗师的部分重复工作，节省人工的同时又不失专业性，充分体现了中医与现代科技的融合。

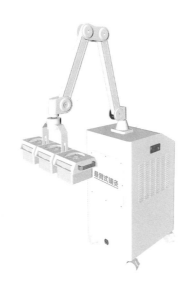
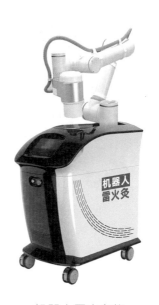

悬臂式铺灸仪　　　　　　　　机器人雷火灸仪

第九，热代谢频谱能量灸舱。热代谢频谱能量灸舱是一项全身热疗技术，通过能量灸舱内的石墨烯远红外、太赫兹波、负离子和氢离子共同作用于人体，激活人体三焦能量和代谢功能，同时迅速排除体内湿寒、清除体内酸性物质和毒素的堆积、提升人体阳气，以全息方式达到全身同调的作用，三焦通则经络畅、脏腑强。

第十，微法光灸仪。微法光疗属于经皮无创光谱治疗技术，其宽光谱范围560~400纳米，覆盖可见光到近红外光，是利用光与人体组织的光物理、光化学、光机械、光磁等作用原理，对人体产生炎性修复、疼痛缓解等效应。超强的光功率密度可使光波直达皮下7厘米以上，广泛应用于颈肩腰腿疼痛和妇科炎症等领域的辅助治疗。

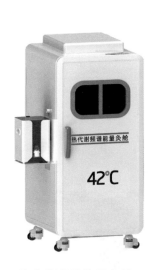
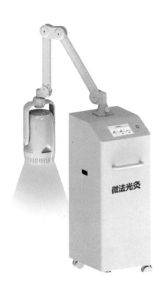

热代谢频谱能量灸舱　　　　微法光灸仪

如何选择艾灸器具

我们已经了解了常用的艾灸器具的种类和特点，那么，想要进行艾灸治疗或保健，该怎么选择最适合的器具呢？

这就需要我们反复对比这些器具各自的优缺点了。像艾灸盒是最常用的器具，适用于面积较大的部位，可以广泛应用于家庭及医疗机构，价格也比较低廉。不过，它也有一些缺点，如燃烧产生的烟雾直接外溢，刺激嗅觉；而且温度上升灼烧皮肤时，不好及时调整，易导致皮肤烫伤，可要是在施灸部位隔毛巾布片的话，又会出现灸感不足、艾灸药性的渗透性降低的问题。

艾灸罐可以在全身各处较小的部位使用，体积比艾灸盒小巧，价格也较低廉，适合个人特别是上班族等使用。缺点是只能使用小规格的艾条，手持操作的话比较容易疲劳，陶瓷质地的艾灸罐也容易摔碎造成损失。

立式艾灸仪移动方便，功能也比较强大，适合于全身多部位，使用过程中烟雾较少或无烟雾，但因为体积较大，价格高昂，所以更适合于医疗机构等使用。

艾灸床使用方便，能够艾灸到全身多个穴位，使用时采用仰卧姿势，肌肉放松，感觉更舒适。不过，使用中若是没有控制好温度，有可能造成烫伤，如果没有做好护理措施，更有可能引发感染。

艾灸垫体积较大，价格适中，适合家庭及个人使用，它的接触面积较大，适合较大部位的艾灸。不过，它不适用于阴虚火旺体质的人群，或是本身有湿热症状的人群。另外，处于生理期或是妊娠期的女性也要避免使用。

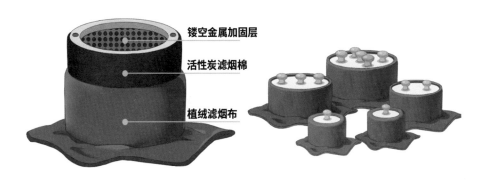

镂空金属加固层

活性炭滤烟棉

植绒滤烟布

温灸宝

电热艾灸理疗套主要适用于腰腹及膝关节，它的外层是无纺布，中层是加热电热片，内胆药包里以艾绒为主要成分，搭配其他活血通络的辅助药材。与传统的明火点燃相比，它是采用电加热，易控温，药效缓释，药包可循环使用多次，使用过程中不产生烟雾，且体积适中，但由于价格稍贵，更适合经济比较宽裕的个人及家庭使用，尤其适宜腿脚不灵便的中老年群体。

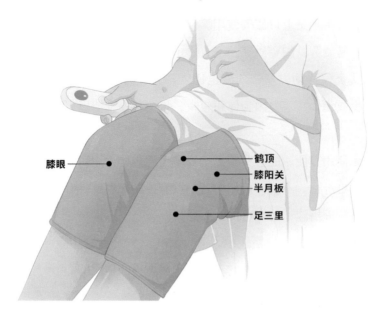

膝眼

鹤顶
膝阳关
半月板
足三里

电热艾灸理疗套

还有一种艾灸棒，通体由黄铜合金制成，小巧轻盈、价格低廉、拿取储存方便，构件有棒身、棒盖、散热孔、推送器及凸点按摩钉等，适合家庭及个人使用，常用于头颈部及上肢等部位施灸并辅以按摩。

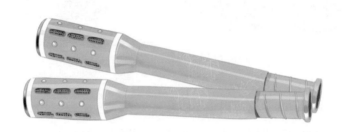

艾灸棒

在具体选择艾灸器具时，我们既要考虑其优点和实用性，又不能忽视它本身存在的缺点。如果经济条件允许，可以到专业机构，请中医师使用适合的器具进行艾灸；如果是自己在家施灸，想要满足经济、实惠、有效的要求，可以将手工艾灸与器具艾灸合理结合，比如重要穴位、方便施灸的部位可以手持艾条施灸，不方便触及的穴位和部位可以借助器具施灸。一般头颈部区域适用于艾灸罐、艾灸棒及立式艾灸仪等；腰腹部及背部等面积较大的部位艾灸治疗可以采用温灸盒绑带固定后施灸。此外，上肢（前臂、上臂）区域推荐选用温灸罐、艾灸棒、立式艾灸仪等，下肢（大小腿、膝关节）推荐选用温灸盒、电热艾灸理疗套、立式艾灸仪等，足部艾灸推荐选用温灸盒及艾灸垫等。

第三章 找准穴位，艾灸才更有效

什么叫经络腧穴

在我们的体内，分布着一个纵横交错的"交通网"，负责全身各处气血运行和沟通联系的重要使命，也是机体信息的感应传导通路。这个"交通网"就是中医所说的经络系统。经，有路径的含义，是经络系统中的主干道，处于人体的深处和里面，贯通上下，沟通内外；络，可理解为网络的意思，是经脉的分支，较为细小，位置较浅，偏于表面，像网络一样纵横交错，遍布全身。

经络系统是一个庞大而复杂的"大家族"，经脉由十二经脉、奇经八脉、十二经别、十二经筋和十二皮部组成，而络脉包括十五络脉、浮络和孙络等。

关于经络，有很多有趣的小故事，比如《史记·扁鹊仓公列传》就记载了一个扁鹊诊脉的故事。据说名医扁鹊到晋国的时候，正好碰到晋国卿相赵简子突然昏倒，5天不省人事。赵简子的家人十分着急，请来了扁鹊。见多识广的扁鹊用切脉的方法，很快做出了自己的判断，他认为赵简子情况正常，不出3天就会康复。果然，过了两天半，赵简子就醒了过来。扁鹊之所以能够用脉诊判断病情，就是由于经络是环行周身的，为"五脏六腑之终始"，有经验的中医诊察脉动就可以了解经络的状态和五脏六腑的病变。

至于腧穴，也就是我们常说的穴位。"腧"相当于"输"，有转输的含义。

"穴"有空隙的意思，指的是经气所居之处。

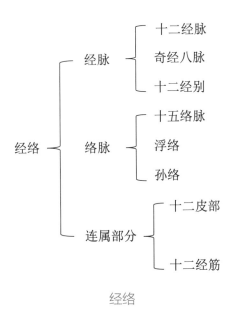

经络

简单地说，腧穴就是人体脏腑经络之气输注出入的特殊部位，相当于经络"交通网"上的一个个"站点"。

腧穴与经络的关系非常密切。《灵枢·九针十二原》说腧穴是"神气之所游行出入也，非皮肉筋骨也"。这里所说的"神气"可不是说某人的样子很"神气"，而是指行于经络之中的"经气"所表现出的生命现象，经络所属的腧穴就是"神气之所游行出入"的地方，它们并不是孤立在体表的点，而是与深层的脏腑器官有着密切的联系，这种联系的纽带就是经络。

通过经络，腧穴能够与脏腑进行双向的"输通"：首先是"从内通向外"，体内脏腑病变通过经络反映在腧穴，中医可根据证候来分析辨别脏腑经络病变的程度；其次是"从外通向内"，中医通过针刺、艾灸腧穴，疏通经气，调节脏腑气血功能，改善人体阴阳失衡的状态，达到防治疾病的目的。从这个意义上说，腧穴既是疾病的反应点，又是治疗的刺激点。

我们进行针灸治疗，必须按病变部位、病变脏腑的不同来分析和确定属于哪些经脉，然后顺藤摸瓜，选用相应经脉的穴位（即所谓"分经辨证，循经取穴"），这样才能避免无的放矢。三国时期的著名医家华佗就很善于循经取穴，他每次使用灸法，往往只取一两个穴位，灸上七八壮，就能产生明显的疗效。如果用针刺治疗，也只针一两个穴位，并告诉病人针感会到达什么地方，结果果然如他所说，由此可见经络腧穴在针灸治疗时的重要意义。

经络腧穴的由来

在了解经络腧穴的基本知识后，有的人可能会问："经络、腧穴看不见、摸不着，那么它们到底是怎么被发现的呢？"

的确，经络的形态是不能直接看见的，使用现代解剖方法，也找不出与图谱对应的经络，可它却是真实存在的。《灵枢·经脉》里说过，"经脉十二者，伏行于分肉之间，深而不见……诸脉之浮而常见者，皆络脉也"。这就是说，经脉实质上深藏于皮肤、肌肉和骨骼之间的筋膜间隙，体表可见的其实是血管，络脉的功能通过血脉得到反映。同样，腧穴也是不可见的，古人能够发现和应用经络腧穴，与灸法有分不开的关系。

前文我们已经提到灸法起源于远古时代，是在人们学会运用火后，慢慢摸索出来的治疗方法。那时的卫生条件很差，生活水平又很低下，人们不可避免地会出现各种损伤和疼痛。在采用灸法治疗的时候，人们慢慢发现在酸胀疼痛的部位进行治疗可以缓解疼痛。有些经络比较敏感的人，还发现酸、麻、胀、重等特殊的感觉会沿着肢体某些部位进行"传导"，这就是现代中医所说的"经络传感现象"，也是经络存在的一个极好的佐证。现在科学也通过实验证实了经络存在的客观性，比如经络循行部位的电阻比其他部位低，再如刺激某些穴位后，循经感传的路线上会出现皮疹、皮丘带、皮下出血等皮肤血管反应；国外的研究人员还通过穴位注射微量放射性物质，借助电子照相机成功拍下了该物质在体内的"行走路线"，发现与中医经络基本相同，这就更能够说明经络系统的存在。

当然，经络学说十分复杂，也有一套系统，除了经络传感等现象外，它的发现也离不开中医思维特别是抽象思维的创造性运用。比如，古代中医通过抽象思维，将人体运行气血的经络和农耕文明的命脉——不可或缺的江河进行类比，并从其中得到启示，从而生动形象地将经络比作流经四肢的河流，所以经络有时又叫"经水"，而腧穴则被想象为江河流经的自然地貌地形，如谷、溪、海、泉、沟渎、池渚等。再如，古代中医把经络腧穴和年月日规律联系在一起，所以腧穴的数目随一年之数有 365 个，经脉数目随月之数有 12 条。《素问·气穴论》就提到"余闻气穴三百六十五，以应一岁"；《素问·阴阳别论》也提到"人有四经十二从，……四经应四时，十二从应十二月，十二月应十二脉"。

腧穴的发现过程应该与经络类似。当人们身体的某些部位受到创伤，却能让另一些部位原有的病痛减轻或消失时，人们就会本能地用手捶打、按揉这些部位。后来，人们又开始用锐利的小石片或荆棘来刺激这些部位，所以有人认为最初的腧穴可能是"以痛为腧"，即疼痛的部位就是穴位本身，而砭石和荆棘可能是最原始的针刺工具。

那么，经络、腧穴谁的发现更早一些呢？有人认为，腧穴的发现早于经络，依据就是人体的经络腧穴挂图。观察图片，我们会发现，绝大部分腧穴都位于经络上，这就给人一种感觉，好像经络就是把相邻的腧穴连接起来的"线"而已，所以是先有腧穴，再有经络。可事实并非如此，马王堆出土的帛书文献《足臂十一脉灸经》和《阴阳十一脉灸经》中已经有关于经脉的文字描述，其中只有经（脉），没有腧穴；双包山西汉木椁墓出土的木胎髹漆人体模型经脉图形线路，与《十一脉灸经》的文字内容相互映照，其中也只有（经）脉，没有腧穴。

我们还可以看一看官山出土的经穴髹漆人像，它是迄今为止我国发现的最早、最完整的人体经穴模型。人像的身体上用白色或红色描绘的经络线条和腧穴点清晰可见，有的部位还刻有"心""肺"等小字，但腧穴点绝大多数位于白线上，避开了红线，有学者认为这是因为经穴髹漆人像的孔穴还没有归于脉道，基本与双包山出土的经脉木人一致，仍为有脉而无腧穴，这说明经络有较大可能是在腧穴之前发现的。

认识十二经脉和奇经八脉

经络学说是针灸学科的基础，无论是进行针刺还是艾灸，都需要根据不同症状选择某条经络进行治疗，所以我们一定要了解经络的基本循行分布和它们与脏腑的相互关系。

在整个经络大家族中，十二经脉是最主要的部分，也是经脉系统的主干，也被称为"十二正经"。《灵枢·海论》指出："内属于府藏，外络于肢节。"这说的就是十二经脉在人体的分布特点，它将五脏六腑和肢体关节联系在一起，体现了中医所说的"整体观念"。

对十二经脉不太了解的人可能会被那些复杂的名字弄糊涂，其实，十二经脉的命名有一定的规则。由于十二经脉分别隶属十二脏腑，所以各经都用所属脏腑的名称，再结合经脉循行于手足、内外、前中后的不同部位，根据阴阳学说给予不同的名称。比如，隶属于六脏，循行于四肢内侧的经脉称为"阴经"；隶属于六腑，循行于四肢外侧的经脉称为"阳经"。"一阴一阳"还可以衍化为"三阴三阳"，相互之间具有相对应的表里相合关系，即循行于肢体内侧面前、中、后的经脉，分别称为"太阴""厥阴""少阴"，循行于肢体外侧面前、中、后的经脉分别称为"阳明""少阳""太阳"。另外，分布于上肢的，在经脉名称前冠上"手"字；分布于下肢的，则冠上"足"字。按照这样的规则，就形成了"手三阴经"（手太阴肺经、手厥阴心包经、手少阴心经），"手三阳经"（手阳明大肠经、手少阳三焦经、手太阳小肠经），"足三阴经"（足太阴脾经、足厥阴肝经、足少阴肾经），"足三阳经"（足阳明胃经、足少阳胆经、足太阳膀胱经）十二经脉。

从命名规则，我们已经可以大致了解十二经脉的分布情况。它们在体表左右对称地分布于头面、躯干和四肢，纵贯全身。其中，六条阴经分布在四肢内侧和胸腹，上肢的内侧是手三阴经，下肢内侧是足三阴经；六条阳经分布在四肢外侧和头面、躯干，上肢的外侧是手三阳经，下肢的外侧是足三阳经。手、足三阳经在四肢的排列是阳明在前，少阳在中，太阳在后。手三阴经在上肢的排列是太阴在前，厥阴在中，少阴在后。足三阴经在小腿下半部及足背，其排列是厥阴在前，太阴在中，少阴在后，至内踝上 8 寸足厥阴经与足太阴经交叉后，循行在足太阴和足少阴之间，便成为太阴在前，厥阴在中，少阴在后。

十二经脉在体内与脏腑有明确的络属关系。其中，阴经属脏络腑主里，阳经属腑络脏主表。具体来看，手太阴肺经属肺络大肠，手阳明大肠经属大肠络肺，足阳明胃经属胃络脾，足太阴脾经属脾络胃，手少阴心经属心络小肠，手太阳小肠经属小肠络心，足太阳膀胱经属膀胱络肾，足少阴肾经属肾络膀胱，手厥阴心包经属心包络三焦，手少阳三焦经属三焦络心包，足少阳胆经属胆络肝，足厥阴肝经属肝络胆。

另外，十二经脉还与循行分布部位的其他组织器官有着密切的联络。临床上辨证分经，循经取穴，多以此为依据。

十二经脉与脏腑器官联络

经络名称	联络的脏腑	联络的器官
手太阴肺经	肺，大肠，中焦，胃口	肺系
手阳明大肠经	大肠，肺	下齿，口，鼻孔
足阳明胃经	胃，脾	鼻，上齿，口唇，耳，喉咙
足太阴脾经	脾，胃，心	咽，舌
手少阴心经	心，小肠，肺	心系，咽，目系
手太阳小肠经	小肠，心，胃	咽，耳，目内外眦，鼻
足太阳膀胱经	膀胱，肾	目内眦，耳，脑
足少阴肾经	肾，膀胱，肝，肺，心	喉咙，舌

续表

经络名称	联络的脏腑	联络的器官
手厥阴心包经	心包，三焦	
手少阳三焦经	三焦，心包	耳，目锐眦
足少阳胆经	胆，肝	目锐眦，耳
足厥阴肝经	肝，胆，胃	阴器，喉咙，目系，唇

不仅如此，十二经脉相互之间也存在表里配对关系。《素问·血气形志》提出："足太阳与少阴为表里，少阳与厥阴为表里，阳明与太阴为表里，是为足阴阳也。手太阳与少阴为表里，少阳与心主为表里，阳明与太阴为表里，是为手之阴阳也。"这就把手足三阴、三阳十二经脉组成了"互为表里"的六对，每一对的两经，分别循行于四肢内外侧的相对位置，并在四肢末端交接；又分别隶属于相为表里的脏腑，让互为表里的一脏一腑在生理功能上能够互相配合，在病理上也能相互影响。这也是我们在进行艾灸治疗时，常会用到相互表里的两经的腧穴的原因。

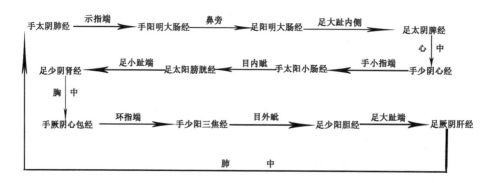

十二经脉循行走向与交接规律

在了解十二经脉后，我们再来简单地认识一下奇经八脉。看到"奇经八脉"这个词，大家可能会想到武侠小说上的情节：练武之人打通了奇经八脉，将真气灌入任、督二脉中，内功瞬间提升几倍甚至几十倍。

虽然这是想象中的场景，但奇经八脉确实存在，它包括督脉、任脉、冲脉、带脉、阳跷脉、阴跷脉、阳维脉和阴维脉这八条。与十二正经不同，奇经八脉既不直接隶属于十二脏腑，也没有表里配合关系，有"别道奇行"的特点。不过，任脉和督脉各有所属的腧穴，其余六经则没有各自的腧穴，它们的腧穴都寄附在十二正经上。

奇经八脉有着非常重要的作用，比如它们能够进一步加强十二经脉之间的联系。像督脉能总督一身的阳经，被称为"阳脉之海"；任脉联系总任一身的阴经，被称为"阴脉之海"；冲脉起于胞中（即子宫），和督脉、任脉及足阳明、足少阴等经关系密切，所以有"十二经脉之海"和"血海"之称……也就是说，奇经八脉进一步加强了机体各部分的联系。

另外，奇经八脉还能够调节十二经脉的气血。《难经·二十八难》上说："比于圣人图设沟渠，沟渠满溢，流于深湖，故圣人不能拘通也。而人脉隆盛，入于八脉而不环周，故十二经亦不能拘之。"也就是说，当十二经脉气有余时，就蓄藏在奇经八脉；十二经脉气血不足时，则由奇经"溢出"及时给予补充。所以我们在进行艾灸时，也不能忽视奇经八脉，如果能经常艾灸或按摩八脉交会的八穴，以穴通经，以经通脉，就能够起到祛病强身的作用。就像艾灸督脉，可以起到温经通络、通阳止痛的作用，老年人阳虚、水肿尤其适合选取督脉进行艾灸，对腰背痛、腰肌劳损、坐骨神经痛、腰椎间盘突出、颈椎病等都有一定的缓解作用。

奇经八脉循行分布情况与功能

奇经八脉	循行分布情况	功能
任脉	胸、腹、颏下正中	妊养六阴经，调节全身阴经经气，故称"阴脉之海"
督脉	腰、背、头面正中	督领六阳经，调节全身阳经经气，故称"阳脉之海"
冲脉	与足少阴经并行，环绕口唇，且与任、督脉和足阳明经等有联系	涵蓄十二经气血，故称"十二经脉之海"或"血海"
带脉	起于胁下，环腰一周，状如束带	约束纵行躯干的诸条经脉

续表

奇经八脉	循行分布情况	功能
阴维脉	起于小腿内侧，并行足太阴、厥阴上行，至咽喉合于任脉	维系全身阴经
阳维脉	起于足跗外侧，并足少阳经上行，至项后会于督脉	维系全身阳经
阴跷脉	起于足跟内侧，伴足少阴等上行，至目内眦与阳跷脉汇合	调节下肢运动，司寤寐
阳跷脉	起于足跟外侧，伴足太阳等上行，至目内眦与阴跷脉汇合	调节下肢运动，司寤寐

常用腧穴的分类和主治作用

厘清了十二经脉、奇经八脉的相关知识后，我们再来认识一下常用的腧穴。历代医家不断地用"分部"或"分经"的方法对众多的腧穴进行整理，从而使它的分类方法多种多样。目前，我们将腧穴大体上分为十四经穴、经外奇穴和阿是穴三类。

十四经穴指的是归属于十二经脉、任脉和督脉的腧穴，简称"经穴"。十二经脉的腧穴都是左右对称的双穴，而任脉和督脉的腧穴是单穴，只有一个。在十四经穴中，某些腧穴具有相同或近似的性质和作用，古人把它们归属于不同的类别，还起了一些称号，现在人们称之为"特定穴"，主要包括四肢肘、膝以下的五输穴、原穴、络穴、郄穴、八脉交会穴、下合穴，胸腹部的募穴，背腰部的背俞穴和在四肢躯干部的八会穴及交会穴。它们的治疗作用在每一条经脉中都比较明显，所以临床应用的范围或频率非常高。

经外奇穴是指没有归属于十四经，但具有固定的名称、位置和主治等内容的穴，简称"奇穴"。这类腧穴多数对某些病证有特殊的疗效，所以《灵枢·刺节真邪》称"奇腧"，如太阳穴治疗头疼，四缝穴治疗小儿疳积等，也可以作为经穴的补充。

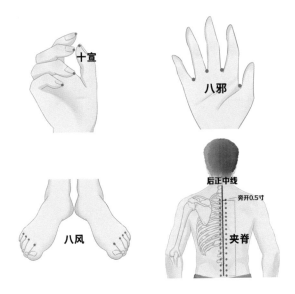

十宣、八邪、八风、夹脊奇穴位置

至于阿是穴则没有固定的部位，而是以病痛局部或压痛点为腧穴，它的出现据说与名医孙思邈有关。相传孙思邈给一个昏迷不醒的病人进行了急救，病人很快清醒过来，但腿部还是剧痛难忍。孙思邈按照医书所载的止痛穴位进行针刺治疗，却没有什么效果。于是，他尝试在病人腿部寻找痛处，当他按到某一个部位时，病人突然叫了起来："啊，是，就是这儿！"孙思邈立即在该处下针，为病人缓解了痛苦。病人好奇地问这是什么穴位，孙思邈随口回答："阿是穴！"从那以后，阿是穴就传开了。《千金方》上也有这样的说法："有阿是之法，言人有病痛，即令捏其上，若里当其处。不问孔穴，即得便成（或）痛处，即云阿是，

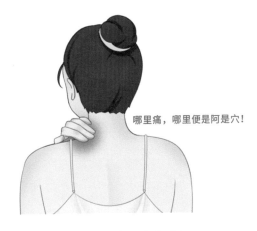

哪里痛，哪里便是阿是穴！

阿是穴（以痛为腧）

灸刺皆验，故曰阿是穴也。"名医扁鹊也把阿是穴称为"不定穴"，《医学纲目》则称为"天应穴"，虽然名字各不相同，但意义是一样的。近代有研究表明，脏腑器官病变在身体的某些部位会出现感觉敏感或压痛，刺激这些部位，可以使患病的脏腑器官得到改善，甚至痊愈。因此，在临床上正确使用阿是穴，对于提高疗效有着重要的意义。

上述这些腧穴，每一个都在发挥特定的作用，这些作用又有一定的规律。比如，腧穴都具有治疗局部或邻近组织、器官病证的作用，这叫"近治作用"，是所有腧穴主治的共同特点，即"腧穴所在，主治所在"。与此同时，腧穴又有"远治作用"，这是十四经腧穴主治的基本规律，指它们不仅能治疗局部病证，还能治疗本经循行所及的远隔部位的脏腑、组织器官的病证，有的甚至具有影响全身的作用，即"经脉所过，主治所及"。

此外，腧穴还有一些特殊作用。比如，针刺某些腧穴，对机体的不同状态可以起到双相的良性调整作用，像患者出现泄泻，针刺天枢穴能止泻；在便秘时，针刺天枢穴又能起到通便作用。此外，腧穴的治疗作用还具有相对的特异性，比如大椎穴就有退热的作用，胎位不正可以通过艾灸至阴穴来矫正胎位等，这些都是腧穴特殊的治疗作用，也是我们在艾灸选穴、配穴时需要注意的。

艾灸的选穴原则和配穴方法

有句俗话叫"穴位是中药，经络是药房"，从中不难体会经络、腧穴的重要作用。任何中医疗法都要通过以经络学说为指导，合理选穴、配穴，才能起到调理机体、治疗疾病的作用。艾灸也是如此，我们进行艾灸不能想当然地随便施灸，而是要根据不同的证候或保健需要选取主治作用相同或相近，或对于治疗疾病具有协同作用的穴位，进行配伍应用，才能产生"1+1 > 2"的效果，会让治疗和保健功效倍增。

在这方面，中医通过历史的流变和经验的积累，早已形成了一套"方法论"，能够为我们合理选穴、配穴提供指导。

艾灸选穴的原则有近部选穴、远部选穴、辨证选穴和对症选穴几种。"近部选穴"就是根据病变所在，选择其局部或邻近部位的腧穴进行针灸治疗。近部选穴应用范围非常广泛，体表部位较明显、病变范围较局限的疾病都可以这样选穴，比如耳病可以取听宫穴、鼻病取迎香穴、胃痛取中脘穴、膝痛取膝眼穴等，东晋陈延之在《小品方》中把这种方法称为"近道法"，还说"头病即灸头穴，四肢病即灸四肢穴。心腹背胁亦然，是以病其处即灸其穴"。"远部选穴"是根据经络循行及其与脏腑的络属关系，选用远端的腧穴进行艾灸，主要应用于脏腑病及头面、五官、躯干的疾病，比如胃痛可以选足阳明胃经的足三里穴，腰背痛选足太阳膀胱经的委中穴，下牙痛选手阳明大肠经的合谷穴等。"辨证选穴"就是根据疾病的证候特点，分析病因病机，辨证选取穴位，像肾阴不足导致虚热，可以选肾俞穴、太溪穴；心肾不交导致失眠，可以选心俞穴、肾俞穴等。"对症选穴"就是针对疾病的个别突出的症状选取穴位，也被称为"经验选穴"，选穴时需要结合腧穴的特殊治疗作用和临床经验，比如发热取大椎穴，痰多取丰隆穴，哮喘取定喘穴，落枕取外劳宫穴，腰痛取腰痛点，面瘫取牵正穴，等等。

配穴是在选穴原则的指导下进行的，临床上穴位配伍的方法多种多样，大致可以分为两类，即按部位配穴法和按经脉配穴法。

按部位配穴法可以分为四种。第一种是远近配穴法，也就是以病变部位为依据，在病变附近和远部同时选穴配伍。如痔疮以局部的长强穴、下肢的承山穴相配，痛经以局部的关元穴、远端的三阴交穴相配。第二种是上下配穴法，也就是将腰部以上的腧穴和腰部以下的腧穴配合应用，这是根据《灵枢·终始》"病在上者，下取之；病在下者，高取之；病在头者，取之足；病在腰者，取之腘"原则确立的。如头项强痛，上取大椎穴、下配昆仑穴；胸腹满闷，上取内关穴、下配公孙穴；咽痛，上取鱼际穴、下取太溪穴。第三种是前后配穴法，也就是将人体前部和后部的腧穴配合应用（主要指将胸腹部和背腰部的腧穴配合应用，也叫"腹背阴阳配穴法"）。如胃脘疼痛，前取中脘穴、梁门穴，后取胃俞穴、筋缩穴；腰痛，前取天枢穴，后取肾俞穴。孙思邈在《千金翼方》中提及"虚劳尿血、白浊灸脾俞百壮。又灸……章门百壮"，在《千金要方》中提及"胆俞，章门主胁痛不得卧，胸满呕无所出"等，采用的就是前后配穴法。第四种是左右配穴法，也就是将人体左侧和右侧的腧穴配合应用，古人认为左为阴，右为阳，医者通过左右配穴平衡阴阳气血，达到治疗的目的。如右侧面瘫取右侧的地仓穴、颊车穴和左侧合谷穴，左侧偏头痛选左侧的太阳穴和右侧的外关穴。

按经脉配穴法可以分为三种。第一种是本经配穴法，指某一脏腑、经脉发生病变时，遵循"不盛不虚，以经取之"的治疗原则，选用本经脉的腧穴配伍组成处方的方法。如胆经郁热导致的少阳头痛，可取率谷穴、风池穴、侠溪穴；胃火循经上扰的牙痛，可取颊车穴、内庭穴，《灵枢·厥病》也有相关说法，如"厥头痛，项先痛，腰脊为应，先取天柱，后取足太阳"；咳嗽可取中府穴、太渊穴。第二种是表里经配穴法，指以脏腑、经脉的阴阳表里配合关系为依据的配穴方法。如风热袭肺导致的感冒咳嗽，可选肺经的尺泽穴配大肠经的曲池穴、合谷穴；胃痛取胃经的足三里穴配脾经的三阴交穴，明清时期，针灸歌赋中常见这种配穴法，如《杂病穴法歌》就有"腰连脚痛怎生医，环跳行间与风市"的歌词。第三种是同名经配穴法，也就是将手足同名经的腧穴相互配合。如阳明头痛取手阳明经的合谷穴配足阳明经的内庭穴，太阳头痛取手太阳经的后溪穴配足太阳经的昆仑穴，失眠、多梦取手少阴经的神门穴配足少阴经的太溪穴。

上述这些取穴原则和配穴方法都是古代医家根据针灸基本理论结合临床实践逐步创立的，在现代针刺、艾灸治疗中仍然有着举足轻重的地位。当然，我们临证时需要结合具体的病情，将部位与经络相结合，还要遵循"少而精"的取穴原则，疗效才会更加显著。

第四章　规范操作，艾灸功效大不同

做好艾灸前的准备工作

想要进行有效艾灸，除了选好灸材和艾灸器具、找准艾灸穴位外，还需按照规范正确操作。在这方面，我们可以参考由国家中医药管理局提出，归口中国针灸学会，由安徽中医学院牵头起草的《针灸技术操作规范》。该规范是2008年4月23日，由国家质检总局联合国家标准化管理委员会发布、实施的。在标准中，对艾灸操作和方法、注意事项与禁忌都有科学、准确的说明，为规范操作提供了准绳和依据。

下面，我们将结合艾灸的操作流程对该规范进行详细解读。首先是艾灸前必须做好的准备工作，其中第一条就是灸材和器械的选择。比如，艾条灸应选择合适的清艾条或药艾条，在使用前要仔细检查艾条有没有霉变、潮湿，包装有没有破损；如果是做艾炷灸应选择合适的清艾绒，要注意检查艾绒有没有霉变、潮湿；如果是间接灸，应准备好所选用的药材，检查药材有没有变质、发霉、潮湿，还要对药材进行适当的处理，将其处理成合适的大小、形状、平整度、气孔等；至于温灸器灸应选择合适的温灸器，如灸架、灸筒、灸盒等。同时要准备好火柴、打火机、线香、纸捻等点火工具，以及治疗盐、弯盘、镊子、灭火管等辅助用具。

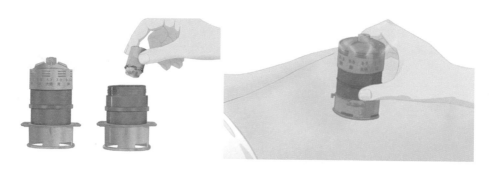

艾灸流程

接下来要做的准备工作是穴位、体位的选择。穴位的选择需要依据疾病的诊疗标准，根据病症选取适当的穴位或治疗部位。同时穴位的定位应符合相关规范标准的规定。而艾灸时的体位要选择患者舒适、医者也便于操作的治疗体位。

当然我们还要做一些安全卫生方面的准备，比如要注意艾灸环境清洁卫生，避免污染。同时环境应光线充足，通风性较好，以利于艾烟的排放。另外要做好消毒工作，比如做温针灸前，所使用的针具应当先进行高压消毒，也可选择一次性针具；要对针刺部位进行消毒，可用含 75% 乙醇或 0.5%～1% 碘伏的棉球在该部位从中心向外做环形擦拭，强刺激部位最好用含 0.5%～1% 碘伏的棉球消毒。与此同时，施术者也要做好双手消毒，应用肥皂水将双手清洗干净，再用含 75% 乙醇的棉球擦拭。

值得提醒的是，古人在施灸前很强调"神定"，《标幽赋》上面讲道："凡刺者，使本神朝而后入；既刺也，使本神定而气随。神不朝而勿刺，神已定而可施。"这就是在提醒我们，艾灸必须在心神安定、神气调和的情况下进行。因为艾灸的过程其实就是以火行气的过程，在气的运行过程中，神无处不在，喜怒忧思悲恐惊，都是心神变化的表现。唯有"心神合一"——将心神力渗透到施灸行为当中，身体才能更好地吸收药性；反之，心神涣散，调理效果就会大打折扣。所以在艾灸前，施术者要提醒患者做好足够的"心神"准备，如果有大怒、大惊、心神不宁的情况，都不宜进行艾灸；另外，患者也不应一边玩手机、打电话，一边接受艾灸，而是要做好自我调整，等到情绪稳定，生理、心理都处于比较稳定、和谐的状态，才能专注地接受艾灸治疗。

掌握正确的艾灸手法

艾灸方法种类较多，《针灸技术操作规范》对各种艾灸方法和具体的操作细节也进行了精准的分类、解释。我们在进行艾灸时，参考该规范操作，可以达到事半功倍的效果。

第一大类是艾条灸法，就是使用艾条进行施灸的一类方法，又可以分为悬起灸法和实按灸法两大类。

悬起灸法，指施术者手持艾条，把艾条的一端点燃，直接悬于施灸部位上方，与之保持一定距离，使热力较为温和地作用在施灸部位。悬起灸法还可细分为温和灸、雀啄灸和回旋灸，其中温和灸是把艾条燃着端悬于施灸部位上方距皮肤2~3cm处，灸至患者有温热舒适但不灼痛的感觉、皮肤稍有红晕即可；雀啄灸是把艾条燃着端悬于施灸部位上距皮肤2~3cm处，对准穴位上下移动，看上去像鸟雀啄食一起一落的样子；回旋灸是把艾条燃着端悬于施灸部位上距皮肤2~3cm处，平行往复回旋着熏灸，使皮肤有温热感但又不至于被灼痛。

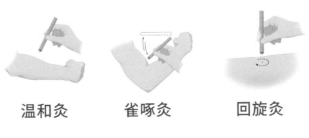

温和灸　　　雀啄灸　　　回旋灸

三种悬起灸法

实按灸法，是在施灸部位上铺设 6~8 层棉纸、纱布绸布或棉布，施术者手持艾条，把艾条的一端点燃，用燃着端对准施灸部位，直接按在上面，停 1~2 秒，让热力透达深部，待病人感到按灸部位有灼烫、疼痛感，就要拿开艾条。每次每个部位可按 3~7 次，然后移去艾条和铺设的纸或布。

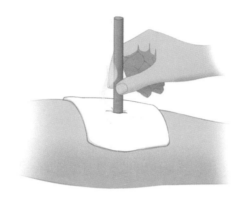

实按灸法

第二大类是温针灸法，指的是毫针留针时在针柄上置以艾绒（艾团或艾条段）施灸，是针刺与艾灸结合应用的方法。具体操作时可以先在选定的腧穴上针刺，等毫针刺入穴位得气并施行适当的补泻手法后，在留针时将 2~3g 艾绒包裹在毫针针柄顶端，捏紧成团状，或把 1~3cm 长短的艾条段直接插在针柄上，点燃施灸，待艾绒或艾条燃尽无热度后除去灰烬，等艾灸结束，将针取出。

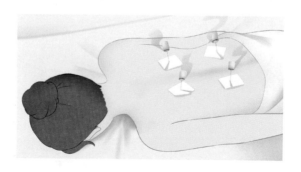

温针灸法

第三大类是艾炷灸法，包括直接灸法和间接灸法两类。

直接灸法是将艾炷直接置放在穴位皮肤上施灸的一种方法，根据对皮肤刺激程度不同，又分为化脓灸法和非化脓灸法。具体操作时，先要在穴位皮肤局部涂上增加黏附或刺激作用的液汁，如大蒜汁、凡士林、甘油等，然后把艾炷黏在上面，从艾炷尖端点燃艾炷。在艾炷燃烧过半，局部皮肤潮红、灼痛时用镊子移去艾炷，再更换另一艾炷，直到灸足应灸的壮数。由于这种方法的刺激量轻，灸后不引起化脓、不留瘢痕，所以也被称为"非化脓灸法"（无瘢痕灸）。而化脓灸法（瘢痕灸）则与此相反，在艾炷燃烧过半，局部皮肤潮红、灼痛时，施术者可以用手在施灸穴位的周围轻轻拍打或抓挠，以分散患者注意力，减轻施灸时的痛苦。待艾炷燃毕，再黏上另一艾炷继续燃烧，直至灸足应灸的壮数。由于这种方法刺激量重，局部组织经灸灼后会产生无菌性化脓现象（灸疮）并留有瘢痕，所以才会被称为"化脓灸法"。这种方法在古代十分盛行，古人认为此法能根除疾病。宋代《太平圣惠方》就写道："灸炷虽然数足，得疮发脓坏，所患即瘥；不坏，则病不除也。"但现代人对这种方法的接受度不高，而且灸疮大，后期护理不当容易感染，所以使用时应格外慎重。

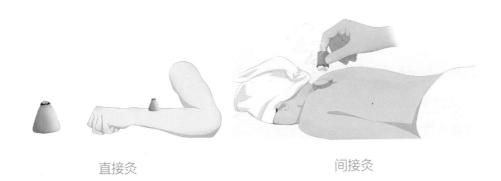

直接灸   间接灸

间接灸法，指的是在艾炷与皮肤之间垫隔适当的中药材后施灸的一种方法。根据选用中药材的不同又分为不同的间接灸，如隔姜灸、隔蒜灸等。在具体操作时，要将选定备好的中药材置放在要灸的部位，再把艾炷放在药物上，从艾炷尖端点燃艾炷；等艾炷燃烧到局部皮肤潮红，病人有痛觉时，可把间隔药材稍许上提，使之离开皮肤片刻，然后立即放下，再继续灸治，如此反复进行。如果需要的刺激量较轻，可以在艾炷燃至 2/3 时移去艾炷，或更换另一艾炷，直至灸足应灸的壮数；如果需要的刺激量较重，在艾炷燃至 2/3 时，施术者可用手在施灸穴位的周围轻轻拍打或抓挠，以分散患者注意力，减轻施灸时的痛苦，待艾炷燃毕，再更换另一艾炷继续灸，直至灸足应灸的壮数。

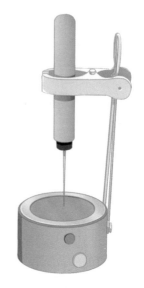

灸架

第四大类是温灸器灸法。温灸器是指专门用于施灸的器具，目前临床常用的温灸器有灸架、灸筒和灸盒等，所以温灸器灸法又可以分为灸架灸法、灸筒灸法和艾灸罐灸法。

采用灸架灸法，先将艾条点燃后插入灸架顶孔，再对准穴位固定好灸架；医者或患者可通过上下调节插入艾条的高度以调节艾灸温度，以患者感到温热略烫可耐受为宜；灸完移去灸架，取出艾条并熄灭。

采用灸筒灸法，首先要取出灸筒的内筒，装入艾绒后安上外筒，再点燃内筒中央部的艾绒，放置到室外，等灸筒外面热烫而烟较少时，盖上顶盖取回。施术者在施灸部位上隔 8~10 层棉布或纱布，再将灸筒放置其上，以患者感到舒适，热力足且不烫伤皮肤为宜；灸完移去灸筒，取出灸艾并熄灭灰烬。

采用艾灸罐灸法，要先将艾条点燃，把艾条放于灸罐中的灸桶内，盖上灸罐盖子，调节好艾条的热力，将灸罐安放于施

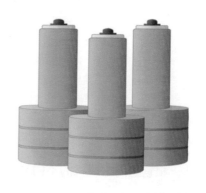

灸筒

灸部位，灸至患者有温热舒适无灼痛的感觉、皮肤稍有红异为度。如果患者感到过于灼烫，可旋扭灸盖，调节火力，或者旋扭罐身和底座，使灸罐调高，直至温度适宜，再继续灸治，灸足应灸量，最后移去灸罐，取出灸艾灰烬。

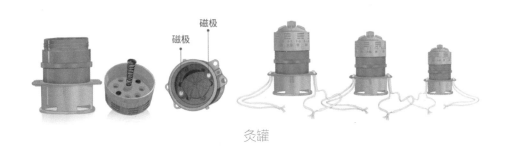

灸罐

艾灸有哪些注意事项

艾灸是一种安全、无副作用的绿色治疗和保健方法，不过做艾灸前后还是有一些细节值得我们注意的。对此，《针灸技术操作规范》也有相关说明。

首先是艾灸前的注意事项。比如，施术者要关注患者本身的健康状态、精神状态，如果患者精神紧张，或有大汗、劳累或饥饿等情况都不适宜做艾灸，有中暑、高血压危象、肺结核晚期大量咯血等情况也不宜使用艾灸疗法。再如，施术者要选择适合的方法，需采用瘢痕灸时，应先征得患者同意，如果患者是妊娠期妇女，腰骶部和少腹部就不宜用瘢痕灸；如果选用直接灸，操作部位应注意预防感染；另外，颜面、心前区、大血管部和关节、肌腱处不可用瘢痕灸，乳头、外生殖器官不宜直接灸。

其次是艾灸期间的注意事项。比如，施术者要关注艾灸的火力，应是先小后大，灸量先少后多，程度先轻后重，以便让患者逐渐适应；再如，施术者要关注患者在艾灸中的表现，像有的患者在接受艾灸治疗的过程中，突然出现头晕目眩、面色㿠白、恶心呕吐、汗出、四肢发凉、血压下降等症状，严重时还会出现神志昏迷、跌仆、唇甲青紫、二便失禁、大汗、四肢厥逆、脉微欲绝等症状，则属于"晕灸"，需要立即停灸，并让患者头低位平卧，注意保暖，轻者休息片刻或喝点温开水可缓解，重者可掐按人中、内关、足三里。《神灸经纶》曾指出："着火有眩晕者，神气虚也，仍以冷物压灸处，其晕自苏。"还有，施术者要注意观察艾灰、艾炷，防止出现因艾灰脱落或艾炷倾倒而造成的皮肤烫伤或火灾。尤其对幼儿患者更应认真守护观察，以免发生烫伤。艾条灸毕后，要将剩下的艾条套入灭火管内或将燃头浸入水中，以彻底熄灭，防止再燃。如有绒灰脱落床上，应清扫干净，以免复燃烧坏被褥等物品。

最后是施灸后的注意事项。在接受艾灸后，患者皮肤多有红晕灼热感，这种情况不需要特别处理，一般会自行消失。艾灸时如果对表皮基底层以上的皮肤组织造成了灼伤，会发生水肿或水泡。如果水泡直径在 1cm 左右，一般不需要任何处理，待其自行吸收即可；如果水泡较大，可用消毒针剪刺破或剪开泡皮放出水泡内容物，并剪去泡皮，暴露被破坏的基底层，再涂搽消炎膏药以防止感染，至于创面的无菌脓液则不必清理，一般 5~8 天结痂自愈即可，不会留下瘢痕。

艾灸时有时会破坏皮肤基底层或真皮组织，发生水肿、溃烂、体液渗出，甚至形成无菌性化脓。轻者仅破坏皮肤基底层，受损伤的皮肤在 7~20 天内结痂并自动脱落，留有永久性浅在瘢痕；重者真皮组织被破坏，创面在 20~50 天结厚痂自动脱落，愈后留有永久性瘢痕，这就是古代医者所记载的"灸疮（灸花）"。在灸疮化脓期间，患者不宜从事体力劳动，要注意休息，严防感染。如果不慎造成感染，轻度发红或红肿，可在局部做消炎处理，一般短时间内可消失；如果出现红肿热痛且范围较大，可以在上述处理的同时口服或外用消炎药物；如果化脓部位感染较深，则应请外科医生协助处理。

有效艾灸的"金标准"是什么

对于艾灸,如果已经做好了充足的准备,也掌握了规范的操作方法,那么,怎么确定艾灸达到了应有的效果呢?

在这方面有各种各样的说法,比如通过艾灸后身体的反应、症状缓解程度等来判断是否见效,但是每个人的耐受能力不同,感觉也会有所差异,对于灸后身体变化的描述往往不会一样。那么,有没有科学、统一的标准帮助我们判断艾灸的效果呢? 答案是肯定的。那就是以"灸透"为有效艾灸的"金标准"。

所谓"灸透",用形象的说法,就是在艾灸时穴位处于"打开"的状态。这样艾火的热力和药性才能通过穴位和周边的皮肤渗透进身体,而不会仅仅"浮"在皮肤表面。古人曾有"灸法效如桴鼓"的说法,认为艾灸就像敲鼓,一敲即响。显然,这种立竿见影的效果必须建立在灸透穴位的基础之上,唯有灸透,才能得气、有灸感、有排病反应,进而取得疗效。

如何才能达到"灸透"的效果呢?《医宗金鉴·刺灸心法要诀》中指出:"凡灸诸病,必火足气到,始能求愈。"可见,"灸透"有两个重要的前提,一个是"火足",一个是"气到","火足"就是灸量到位,"气到"就是气至而有效。

这可以从几个方面来衡量。首先是疾病有没有明显的治疗效果,效果明显才算是"灸透"。轻症疾病如胃炎、盆腔炎等一般 1~3 个月就能有明显效果,这是因为病在浅层,温和灸的艾热和药力容易达到,病自然好得快,但并不是病情好转就要马上中断艾灸,想要根治还需坚持 2~3 个月。至于慢性或重症疾病就更要做好长期艾灸的打算,至少要治疗 3 个月,甚至是半年或更长的时间,其间可以隔 1~2 天艾灸,也可以连灸 2~3 天后,停 1~2 天,尽量不要中断。

对于急性病症,像拉肚子、流行性感冒等,一般可在短时间内治愈。比如有患者在感冒后,灸鼻子两边的迎香穴 20 分钟,第一次灸完打喷嚏就减少了,灸三次感冒就差不多痊愈了。当然，比较严重、危害大的急性病、突发病，还是建议立刻就医。如果是为了改善体质、调理全身而进行保健艾灸，则要长期坚持。这一点对先天体质不好的人特别重要，可以每周艾灸 1~2 次，艾灸时选择养生保健大穴足三里、大椎、神阙等，每个穴位一次灸 15~20 分钟。刚开始艾灸，效果可能不明显，有的人还会出现上火、嗜睡、精神亢奋或失眠的反应，这其实是一个过渡期，代表正气正在渐渐"注入"身体，所以一定要坚持下去。艾灸一个月后，脏腑机能得到提升，经络更加通畅，精神状态也会变好。艾灸一年或更长的时间后，身体素质会有明显的改善，想用艾灸调理的疾病也基本痊愈，整个人的"精气神"都会处在一个比较理想的状态。

其次是艾灸的治疗时间是否足够。常规情况下，一个穴位艾灸 5~30 分钟，做一次艾灸的全部时间一般在 30 分钟至两小时，但这也不是绝对的，还是要以患者的身体感受为准。比如某天做了两小时艾灸，感觉很舒适，接下来的几天可以继续艾灸，其间如果有上火等不适，就可以休息两天，如果仍感不适，就可以缩短艾灸的治疗时间，比如减到 1 小时，如果感觉较好，就可以把 1 小时设定为每天的艾灸时间。

另外，有些穴位是要适当延长施灸时间的，这主要从三个方面判断。一是看灸感。如果某一个穴位产生明显的灸感，本次艾灸这个穴位的时间就要尽量延长（灸感，如蚂蚁爬行感、热传导感、扩散感、痒感、痛感但又不是灸火过近灼烧造成的痛感，甚至皮肤表面产生一些花斑、红线等）。二是主穴艾灸时间要延长。三是腰腹核心区域艾灸时间延长，四肢末梢时间可短一些，但当四肢穴位作为主穴或有良好灸感时除外。此外，艾灸方式不同，所用器材不同，时间也不一样。总体来说，间接灸时间长些，直接灸时间短些。

最后是艾灸后的身体感受算不算"灸透"。在现实生活中，很多人在灸至皮肤红晕时，便认为穴位"灸透"了，这是一个严重的误区。因为如果经络瘀堵严重的话，皮肤再怎么红晕，经络还是不通。那什么才是"灸透"的感觉呢？其实就是一个字"活"！也就是透过穴位及人体，能找到"活"的感觉，这是阴气与阳气之间发生了能量变化而出现的结果。

这种"活"的感觉又可以从四个层面去体会。第一是"形"，也就是"形顺"，指肢体恢复了正常的姿态。在经络不通时，人常有皮肤痒、手脚麻、腰腿酸、关节痛等症状。艾灸过后，这些痒麻酸痛等浅表层面的症状得到缓解，也就解决了"形"的问题。第二是"质"，也就是"质柔"，指筋肉有弹性了，关节灵活了。《史记·扁鹊仓公列传》里名医扁鹊曾提到，疾病有深浅之分，从腠理、肌肤，发展到脏腑、骨髓，当病在浅层时还好治，病在深层就难以治疗了。有些风湿骨关节患者常会出现腹部、关节乃至整个下肢冰凉的症状，从病症角度来说，这就已经病及脏腑了。此时艾灸，可以由表及里，循序渐进地透达机体，使筋肉关节得到疏通。这就是解决"质"的问题。第三是"气"，也就是"气至"，指艾灸某处，发生"感传"现象，能够从此处传到彼处，就说明"得气"了。有患者每次艾灸足三里时，都能感觉一股"气"沿着穴位行进，上过膝关节，往大腿游走，下能行进至小腿肚。这股"气"其实就是灸感，它就像一股暖流或电流，在体内窜行。这是因为艾灸具有自动找病位和通经络的功能，它会自动自发地将艾热"运输"到身体需要的地方去。不过，没有这种灸感，并不意味着我们做了无用功。因为灸感也有显性和隐性之分，这位患者的"气"感就是显性灸感，而如果艾灸时没有什么感觉，但艾灸过后身体好了，疼痛轻了，也说明有灸感，只不过灸感不明显或发生了延迟而已。第四是"神"，也就是"神清"，指灸完后，不仅通体舒泰，精神状态也有明显提升，甚至整个人像"脱胎换骨"一样，精气神十足，有的人还会对艾灸产生依赖，到了"不灸就不舒服"的地步。

除了这四个层面的体会外，我们还可以用抚摸的办法体会"灸透"的感觉：艾灸之前，抚摸皮、肉、筋、骨，会有僵、硬、凉的感觉；艾灸过后，再抚摸看看，感觉完全不一样了——皮肤有弹性了、柔软了，筋也顺了，骨头也不硌手了。总之，皮、肉、筋、骨成为一个有活力的整体，手抚摸皮肤时，肉、筋、骨都跟着一起律动，不像艾灸之前，抚摸皮肤时，只有皮肤在动，其他都僵硬的。当然,"灸透"还不仅于此,有时,按压皮肉会有痛感,这说明此处有瘀堵,等到艾灸过后,疼痛减轻了甚至不痛了,也叫"灸透"。

刚接触艾灸的人往往很难把握这种感觉,对此也不必急躁,因为艾灸跟炒菜是一个道理,都是熟能生巧的事情。优秀的大厨放调料时不可能用厨房秤来称,基本全凭感觉,艾灸也是如此,多学习操作规范,多熟悉自己的体质,在艾灸过程中反复体悟,时间一长,到底有没有"灸透",心中就会有一个相对准确的判断了。

第五章　消除疑问，走出艾灸常见误区

所有人都适合艾灸吗

艾灸不仅能治疗很多常见的疾病，还能根除一些让现代医学都感到棘手的慢性病、终身病，而且它还有养生、抗衰老的功效，特别适合现代人养生及调理亚健康状态。《神灸经纶》就这样说道："夫灸取于人，火性热而至速，体柔而刚用，能消阴翳，走而不守，善入脏腑，取艾之辛香做炷，能通十二经，走三阴，理气血，治百病，效如反掌。"这就说明艾灸既能治病，又能防病，功效非常强大。

那么，是不是所有人都适合艾灸呢？显然不是这样。举一个例子，一位女性患者从去年三伏天入伏之后，去养生馆做背部隔姜艾灸，据说有排毒排湿的作用，但她每次做完都感到身体很燥热。原本她月经来潮是比较规律的，可从那以后，连续5个月都没有来过月经。

患者前来求治，我们为其诊脉，发现脉象整体就像一条细线，跳的频率较快，舌头偏红偏瘦，舌苔不多。另外，其还伴有半夜盗汗严重、口干、容易上火等问题，显示出她阴血亏虚的问题已经很严重了，所以才会引发月经错后乃至闭经。

很显然，有阴血亏虚问题的人就不适合继续做艾灸，而是要通过中医药来补养她身体里的精血，月经自然就能按期来潮。

这个例子也提醒了我们，艾灸不是谁都能做的。如果想要通过艾灸达到治疗或保健的目的，我们先得弄清楚自己是不是艾灸的适宜人群。

从体质或中医证型上看，阳气亏虚、气虚、气血两虚的人群适合做艾灸。阳气亏虚的人平常比较怕冷，手脚总是有点冰凉，平时喜欢吃热饮食，还有精神不振，睡眠偏多，面色㿠白，眼周围颜色晦暗，口唇颜色偏淡，毛发容易脱落，容易出汗，大便溏薄，小便清长等表现。气虚的人常见的表现是气短懒言、语音低怯、精神不振、倦怠乏力、头晕、稍微活动就容易出汗等。气血不足的人常见的表现是神疲乏力、气短懒言、面色淡白或萎黄、头晕目眩、唇甲色淡、心悸失眠等。

除了具备以上这几种体质的人适合艾灸外，还有八类特定人群也适合艾灸。第一类是久坐的人群。他们每天坐在电脑前、书桌前的时间超过 8 小时，活动量少，经常感觉腰酸腿困、四肢乏力，这是气滞血瘀的表现，而艾灸能够疏通血气，很适合这类人。第二类是穿着单薄的上班族。他们经常穿着薄薄的职业装，暴露在办公室的空调下，由于寒湿侵体，会增加患风湿、关节炎等疾病的可能性，而艾灸可以为他们祛除寒湿，预防或缓解病痛。第三类是熬夜的人群。这类人经常加班熬夜，晚上不睡觉，白天晕沉沉的，做事情注意力不容易集中，脾气也变得越来越糟糕，这是气机紊乱的表现，艾灸能为他们调理气机。第四类是亚健康人群。他们到医院检查没病，但常感觉身体不舒服，心情也很郁闷，这是气血阻滞不畅的表现，艾灸能助他们理气调血、舒缓身心。第五类是怕冷的女性。她们常有手脚冰凉、习惯性痛经、月经不调等问题，脸上还常有雀斑、皱纹等，这是寒、气、虚皆有的情况，艾灸可以疏通经脉，护阳调经。第六类是压力大、肾虚的男性。生活压力大的男性，频繁饮酒抽烟，经常出现腰酸腿软，性生活不和谐，伴有阳痿或早泄等问题，这是肾气虚弱的表现，艾灸可培补肾气。第七类是年老体虚的老人。走路吃力、爬楼费劲、腿抽筋等，是年老体虚、元气不足的表现，艾灸可填补阳气，使老人身强力壮。第八类是体质虚弱的小孩。小孩时常受感冒、咳嗽、消化不良的困扰，这是体质虚弱的表现。艾灸可以提高孩子的免疫力，增强体质，有助于生长发育。

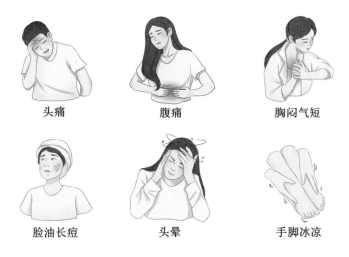

头痛　　　　　　　　腹痛　　　　　　　　胸闷气短

脸油长痘　　　　　　头晕　　　　　　　　手脚冰凉

常见亚健康问题

　　那么，有哪些人不适合艾灸呢？从体质或中医证型上看，太阳经表证、阴血亏虚证、实热证等人群都应当慎用艾灸。太阳经表证的常见表现是恶寒、头项部僵硬、疼痛等，这时使用艾灸容易让表层的病邪化为热邪侵犯肌里，可能会出现无汗烦躁、口渴、咽喉肿痛等症状，甚至会引起出血；阴血亏虚证的常见表现有津液不足、潮热盗汗、咽干口燥等，如果进行艾灸可能会进一步减少体内津液，加重患者不适；实热证常见表现有恶热喜冷、口渴、烦躁等，这时进行艾灸治疗可能会损伤患者精气，加重症状。除此之外，湿热证、中暑等疾病也需谨慎使用艾灸治疗。

　　除了以上这几种情况外，还有七类特定人群也不适合艾灸。第一类是过饥、过饱的人群。饥饿时人体血糖含量低，身体会出现疲惫、无力的现象，而艾灸会加快血液循环，进一步加速血糖的消耗，容易出现头晕恶心、眼花耳鸣等低血糖的症状。当然，刚刚吃饱时也不适宜立刻进行艾灸，以免因为接受治疗的姿势（平躺）影响消化，导致胃部不适。第二类是醉酒的人群。艾灸具有加速血液循环、促进新陈代谢的作用，饮酒以后，酒精会进入人的血液中，通过肾脏和肝脏来进行代谢，如果在酒后进行艾灸，就会加速血液循环，加重醉酒的症状，在短时间内会大大增加肝脏和肾脏的负担，不利于身体健康。第三类是特殊时期的妇女。比如处于经期、妊娠期、哺乳期的妇女就不适宜进行艾灸，因为艾灸具有活血通络的功效，在经期艾灸可能引起月经淋漓不尽或月经过多，在孕早期艾灸则有导致流产的风险，艾灸产生的烟雾也可能损伤胎儿，因此不能进行艾灸。第四类是皮肤有破损的人群。在进行艾灸时需要通过艾炷或艾条的加热刺激体表，才能够有效起到活血行气、温经通络的作用，如果皮肤表面存在破溃、损伤、疱疹、红肿等，经过艾的刺激可能会加剧皮肤的受损程度，不利于皮肤恢复，还可能造成较强的疼痛感。第五类是极度衰竭的人群。身体已经极度衰竭的人群或垂危之人，由于其生理系统已经几乎失去了调节能力，进行艾灸可能功效很小，而且艾灸会加速血液循环，有加剧身体负担的风险，因此不适宜进行艾灸。第六类是情绪激动的人群。艾灸需要通过燃烧的艾炷或艾条刺激体表来达到治疗效果，而情绪激动的人群可能不便于沟通和交流，容易导致烫伤。同时，艾灸具有促进新陈代谢、加速血液循环的功效，可能加剧情绪激动的程度。第七类是患有某些传染病的人群。一部分患有风热、湿热引起的传染病或皮肤病的人群，也是不适宜进行艾灸的。因为艾灸需要通过刺激体表来达到温经通络的效果，如果存在这类传染病，不但可能加重病情，还可能导致疾病传播，因此，这类人群不宜进行艾灸。

由此可见，艾灸一定不能盲目进行，如果体质不适合，或是身体有某些证候，一定要在正规中医医师指导下进行艾灸治疗，才不会引发不良后果。

哪里痛就灸哪里吗

艾灸被誉为最天然舒适、绿色健康的"去痛片"。的确，艾灸对某些疼痛特别有效。比如，伏案工作的上班族久坐不动，颈肩腰背长时间处于紧张状态，使得经络气血阻滞引起的疼痛，就很适合用艾灸治疗；再如，感受风、寒、湿邪导致经气痹阻，心脉瘀阻，引起胸痛等，也可以用艾灸来缓解。

所谓"不通则痛"，这些痛证的病理机制都可以归纳为"不通"，也就是人体气血运行不畅，使气血阻滞于经络、脏腑而引发疼痛。我们在艾灸时，在不通的病变局部选取经络穴位，配合全身选穴，再借助艾灸的温热刺激，能够激发经络之气，使气血运行通畅，疼痛便会得到缓解，甚至会完全消失，这就是艾灸达到的"通则不痛"的效果。

既然艾灸可以止痛，有的人就想当然地认为，艾灸时可以"以痛为腧"，"哪里痛就应该灸哪里"。可这是一种片面的观点，事实上，人体是一个有机的整体，各脏腑系统虽功能不一，但又有着紧密的联系，能够互相影响。很多时候，局部疼痛也可能反映全身病变，所以在诊疗时，我们不能只局限于疼痛部位，而应当多维思辨，要找到疼痛的根源，施以有针对性的治疗，才能彻底清除病根。

就拿生活中常见的腰痛来说，引起腰痛的原因很多，包括寒湿、湿热、血瘀、肝肾不足等，由此引发的症状也各有不同，所以不能简单地"哪里痛灸哪里"。

有位 61 岁的患者因年轻时夜晚睡过水泥地，此后便出现了腰部冷痛的问题，但一直不太严重，患者也就没当一回事儿。半年前，患者旅游时住进了潮湿的小旅店，几天后便感觉腰部疼痛难忍，几乎站立不住，自己尝试热敷后略有缓解，但阴雨天气又会复发。我们诊断为湿邪、风寒侵体引发的寒湿型腰痛。这种类型的腰疼腰部会有冷痛感，遇寒痛感还会加剧，这时候就要选用肾俞、大肠俞、委中、腰阳关、阿是穴等穴位来施灸，起到祛寒除湿，温通经脉的作用，才能缓解腰痛。

对于其他类型的腰痛，就不能沿用上述穴位。比如肾虚型腰痛，痛感以酸软为主，患者常常不由自主地揉按腰部，双腿、膝盖有无力感，剧烈活动后这种情况更加明显。同时，肾阳虚型还有面色白、气短乏力、手足发凉的情况，肾阴虚型还有心烦失眠、口燥咽干、面色潮红、手足心热等情况，在艾灸时就要采取不同的治疗方案，像肾阳虚型可以艾灸肾俞、大肠俞、委中、命门、阿是穴等，肾阴虚型可以艾灸太溪、然谷、肾俞、大肠俞、委中、阿是穴。另外，因血瘀导致的腰痛可艾灸肾俞、大肠俞、委中、膈俞、阿是穴，因腰椎病病变导致的腰疼可艾灸肾俞、大肠俞、委中、阿是穴、腰夹脊等穴位。

腰痛如此，其他疼痛同样要分清病因、症状后才能通过选穴、配伍，再进行艾灸，而不应该草率地"哪里痛就灸哪里"，否则不但会出现"治标不治本"的情况，还容易耽误病情，有可能造成严重的后果。因此，对于非专业人士来说，如果身体出现了疼痛等不适，应及时就医，然后在专业医师指导下进行艾灸等理疗操作，以达到良好的治疗目的。

艾灸时间越长越好吗

我们都知道，艾灸能够辅助治疗多种疾病，也有保健养生的功效，还免除了吃药、打针的痛苦，是一种非常优越的中医疗法，深受人们的喜爱。不过，这并不意味着艾灸量越大越好，时间越长越好，如果带着这种错误的观点做艾灸，很容易引发不良后果。

《灵枢·经水》说道："灸而过此者得恶火，则骨枯脉涩。"这就是在提醒我们，如果不能把握好施灸的限度，好好的艾火就会变成损伤身体的"恶火"。

那么，艾灸的时间该如何把握呢？首先，我们可以从艾灸方法和保健目的来确定不同的艾灸时长。比如无瘢痕灸在艾炷燃剩2/5左右，觉得烫时就要移开，每壮1~2分钟，每穴灸3~7壮；瘢痕灸一般在艾炷燃尽后再换艾炷，每壮2~3分钟，每穴灸3~9壮。间接灸通常每穴灸5~10分钟，以穴位处皮肤充血、红晕为度。悬灸一般每穴10~15分钟，以患者局部有温热感而无灼痛为宜；实按灸最常用的是太乙针灸和雷火针灸，每穴施灸时间为5~8分钟，以患者自觉温暖舒适为宜。温针灸，每穴灸 2~3 段艾条；温灸器灸施灸时间一般比较长，为 30 分钟至 1 小时，可根据具体情况调整时间。

其次，我们可以根据艾灸的部位来确定艾灸时长。比如头面部艾灸用时相对较短，每穴 3~5 分钟即可，取穴也要求精而少，这是因为头面部肌肤娇嫩，神经敏感，对艾灸的耐受度相对要低于身体其他部位，而且头是"诸阳之汇"，艾灸时间长了容易导致虚火上炎，会出现口舌生疮、牙痛目赤等不良症状，所以艾灸时长要尽量控制得短一些；胸部的艾灸时间也不宜过长，每穴 5~10 分钟即可；背部、腹部、下肢等部位肌肉丰厚，艾灸时间可稍微延长，每穴可灸 10~15 分钟；此外，部分穴位如神阙、关元、气海、命门、腰阳关等可温和灸 30 分钟以上，以起到扶正助阳的功效。

最后，我们还可以从患者年龄、性别、体型、体质等方面确定艾灸时长。比如儿童和老年人受灸时间要稍短一些；女性受灸时间应略短于男性；皮肉厚实的人艾灸时间可以稍长一些，皮肉瘦薄的人艾灸时间则应相应缩短；另外，体内寒湿较盛的人受灸时间可稍长，体内阳热较盛者受灸时间要缩短，或不进行艾灸。

此外，艾灸时长也会受到其他因素的影响。比如，从阳气升发的角度来看，上午阳气升发，所以推荐上午施灸，温阳扶正的效果更佳，《素问·金匮真言论》也说"平旦至日中，天之阳，阳中之阳也"；春夏二季阳气升发，施灸时间可稍缩短，秋冬二季阳气潜藏，施灸时间可以适当延长；在春分、夏至、秋分、冬至等节气进行施灸，有利于调节阴阳，扶助正气。

从地理环境来看，北方或天气偏寒冷时，艾灸时间可适当延长；南方或天气偏炎热时，艾灸时间应适当缩短。

从疾病本身来看，病在浅表的，艾灸时间可以稍微缩短，病在深处的，艾灸时间要适当延长才能"灸透"；另外，慢性病艾灸，可采用温和灸的方法，每次艾灸总时间可以适当延长至 1.5~2 小时，且需要坚持半年到一年；急性病艾灸，发作期间可以灸 1~2 次，艾灸时间可稍长，约 30 分钟，缓解之后就可以停止艾灸；养生保健灸的艾灸时间要短一些，每次艾灸时间不超过1小时，但需坚持每个月灸3~5次，才能起到较好的效果。

总的来看，艾灸要有度，切勿贪多。我们不建议连续每日艾灸，更不能肆意延长艾灸时间，否则容易导致上火、皮肤烫伤等不良后果。

为什么上半身应少灸，下半身可多灸

艾灸有一条隐性的规则容易被人们忽略，那就是"上半身应少灸，下半身可多灸"。

在医学上，人体上下半身的分界点被定为耻骨联合上缘，我们在生活中可以把肚脐水平线作为上半身与下半身的分界线，上半身指肚脐以上的部位，包括头部、颈部、双上肢和躯干；下半身指肚脐以下的部位，包括臀部、股部、膝部、胫部和足部。进行艾灸时，上半身施灸的时间应当相对短一些、次数和部位相对少一些，下半身施灸的时间可以相对长一些、次数和部位相对多一些。明代杨继洲撰写的《针灸大成》中就有这方面的说法："但头面诸阳之会，胸膈二火之地，不宜多灸。背腹阴虚有火者，亦不宜灸，惟四肢穴最妙。凡上体及当骨处，针入浅而灸宜少；凡下体及肉厚处，针可入深灸多无害。"也就是说，头面及胸膈以上，均不宜多灸；下肢及肉厚处，多灸无妨。

之所以要遵循这样的规则，与几方面的原因有关。首先，人体上下半身具有不同的阴阳特性。参照中医的阴阳学说，人体的上半身为"阳"，而艾草的性质属热，热性趋上，艾火的热力更容易上达头面部；同时，头面部是十二经脉、365络气血汇集之处，具有气血畅达、阳气充盛的特点，如果过多艾灸头面部，就会出现过犹不及的后果，会损伤阴精而引起头晕目眩、视物模糊等一系列病症，《金匮玉函经》就提到过："头者，诸阳之会也。故头病必宜审之，灸其穴，不得乱灸，过多则伤神。"另外，胸膈是君火、相火之地，也不宜施加过多的火气，特别是阴虚有热者腹背更不宜多灸。

人体的下半身属"阴"，是寒邪最易侵犯的部位，容易出现气血不通的情况。打个比方，如果下水道有淤堵不疏通，无论如何从上面冲水，都没办法真正实现管道通畅。人体也是一样，需要适当多灸下半身，以运用艾灸的火热之力引火归元，使下半身的气血通畅，才能达到上下水火相济，阴阳平衡的目的，也才能够更好地维护健康。

其次，人体上下半身的生理结构各有其特点。人体上半身的头部、上肢肌肉浅薄，特别是头部血络丰富，皮肉较薄，其下分布着许多细小血管和神经，直接灸会伤及皮肉，还会造成气血损耗，所以《医宗金鉴·刺灸心诀要法》曰："然头与四肢皮肉浅薄，若并灸之，恐肌骨难堪。"正确的方法是"宜歇火气，少时，令气血遂通，再使火气流行"，也就是不能上半身接连施灸，而是要暂停片刻，等气血再次通畅以后，才能继续施灸。相比而言，人体的下半身肌肉相对肥厚，可适当多灸。

最后，人体上下半身的穴位分布各有讲究。根据古籍记载，人体禁灸的穴位多集中于头颈、人体重要器官或动脉邻近处，从解剖位置上看多位于人体的上半身。比如睛明、丝竹空邻近眼球，人迎在颈动脉处，经渠在桡动脉处等，这些穴位均不宜直接施灸；即便要灸，也要根据具体的证候尽量少灸。下半身的脚部不仅是足三阴经的起始点，还是足三阳经的终止处，这六条经脉之根分别在脚上的 6 个穴位中。另外，足踝以下就有 33 个穴位，双脚穴位达 66 个，占全身穴位的 1/10。这些穴位是人体五脏六腑功能的反射点，对调节五脏六腑功能起着重要作用，因此下半身特别是下半身的脚部可适当多灸，能够起到运行气血、联络脏腑、沟通内外、贯穿上下经络的重要作用。

了解这些原因后，我们在艾灸时就要按照"上半身应少灸，下半身可多灸"的原则去进行。不过，这是一个相对笼统的原则，在艾灸过程中我们还要根据具体的疾病或证候确定相应穴位的施灸时间和次数，切忌教条。

为什么头颈部禁灸穴多

在上一节，我们已经了解到上半身特别是头面部不可多灸，在实际操作时，头颈部艾灸一定要特别谨慎，这是因为头面部还有不少禁灸穴。

对于这一点，古代医家是非常重视的。晋代皇甫谧在《针灸甲乙经》中首次记载了24个禁灸的腧穴；唐代孙思邈的《备急千金要方》《千金翼方》中，禁灸腧穴的数量有所增加；唐代王焘在《外台秘要》中进一步增加了禁灸腧穴的数量，并分出了"绝对禁灸的腧穴"和"慎灸腧穴"。明代的刘纯在《医经小学》中最早提出了"禁灸穴"这个名称，还记下了第一首禁灸歌赋，定出了45个禁灸穴，被后世的《针灸问对》《针灸聚英》《古今医统大全》等医学典籍引用。还有明代的李梴，在《医学入门》中也提出"四十五禁灸穴歌"，与《医经小学》中禁灸穴位一致，后来被杨继洲所撰的《针灸大成》引用。明代张介宾在《类经图翼》中提出了"四十七禁灸穴歌"，被清代《重楼玉钥》《医宗金鉴》《针灸逢源》引用。清代吴谦《医宗金鉴》则确定了禁灸的47穴，广泛流传于世。

有学者统计研究了大量的古代医学文献，总结出了57个禁灸穴，从分布情况来看，头颈部的禁灸穴是最多的，有22个（承光、头维、脑户、瘈脉、风府、哑门、丝竹空、承泣、人迎、天牖、迎香、下关、耳门、睛明、素髎、口禾髎、头临泣、攒竹、瞳子髎、颧髎、天柱、四白）；下肢的禁灸穴有14个（伏兔、地五会、阴市、犊鼻、阳关、申脉、隐白、漏谷、阴陵泉、条口、委中、殷门、承扶、髀关）；上肢的禁灸穴有9个（少商、少海、天府、经渠、尺泽、阳池、鱼际、中冲、肩贞）；胸腹部有8个（乳中、渊腋、石门、鸠尾、肩井、气冲、腹哀、周荣）；背腰部最少，只有4个（白环俞、心俞、脊中、大杼）。从归经上看，足阳明胃经的禁灸穴最多，足太阳膀胱经次之，足少阴肾经和足厥阴肝经两条经脉则没有禁灸穴分布。可见阳经的禁灸穴数量明显多于阴经。

古代医家之所以这样界定禁灸穴，也是有一定道理的。比如，头颈部的禁灸穴多是头颈部血管及眼球周围的腧穴，如睛明、丝竹空邻近眼球，人迎在颈动脉处，操作不当容易引发危险，而且头面部留下瘢痕也会影响容貌；胸背部的禁灸穴如心俞、鸠尾随意施灸可能伤及心脏，而且古人认为胸背部艾灸太易引起"令人逆息""灸即令人闷"等气胸症状；腹部禁灸穴多为妇女禁灸穴。

不过，我们也要考虑古人无菌意识淡薄，加上欠缺生理解剖知识，对禁灸穴的认识有一定片面性；有的时候，古人也可能出现诊断辨证失误，导致过用艾灸，产生不良影响后，却认为是该穴位禁灸所致。对此，我们就要有正确的认识。

随着现代医学的进步，通过人体解剖学，我们可以更加深入地了解人体各部位的结构。与此同时，灸疗技术也在不断发展并有所突破，特别是艾条灸和艾灸贴的普遍使用，可以更好地控制温度和受热面积。如此一来，有的禁灸穴也可以温和施灸，不但不会对机体造成损伤，还能对治病养生产生助益。比如《针灸学辞典》记载的《针灸甲乙经》所定的 24 个禁灸穴，经现代临床验证后，就有 13 穴既可用艾条做温和灸，又可用艾炷行直接灸；有 6 穴只可用艾条做温和灸，禁用艾炷直接灸；纯禁灸穴只有 5 个，即头维、哑门、人迎、丝竹空、承泣。不过，即使对非禁灸穴施灸，我们也要掌握好灸量，进行规范的操作，不可过于随意。

不同穴位施灸有先后顺序吗

掌握了艾灸的禁灸穴后，有的人可能会说，避开这些穴位做艾灸就可以了。可事实真有这么简单吗？显然不是，艾灸不但要正确选穴、合理配穴，还需要按照一定的顺序去施灸。这一点，在单次艾灸穴位较多时尤其重要，因为艾灸顺序不当，会直接影响调理效果，甚至会带来一些麻烦，如在治疗后可能会出现内热、头晕、恶心和呕吐等症状。

一位55岁的患者有鼻炎、咽炎，经常流涕、咽痛。他听人说艾灸可以防病保健，便自行购买了一些艾条，然后按照网上找到的穴位图，在家给自己施灸。谁知症状不但没有缓解，还出现了新问题——他觉得口干舌燥、心烦难眠。开始没有想到是艾灸的问题，只认为是天气炎热造成的，可是继续艾灸下去，口干舌燥的情况更严重了，继而出现了眼睛发痒、鼻干、咽痛、头晕等多种问题。患者只得到中医院就诊，经医师询问、检查后，才知道患者不但犯了取穴不当的错误，施灸的顺序也有问题，导致艾灸后"上火"，他身上出现的一系列症状正是阳气上行所引发。

那么，艾灸到底要按照什么样的顺序进行呢？我们可以先去古籍中寻找答案。如《千金要方·针灸上》指出："凡灸当先阳后阴，言从头向左而渐下，次后从头向右而渐下，乃先上后下也。"《明堂灸经》也说："先灸上，后灸下，先灸少，后灸多，灸慎之。"也就是说，艾灸应当遵循先阳后阴、先左后右、先上后下、先背面后腹面的顺序进行。之所以这么规定，是因为我国古代是农耕社会，人们农耕时经常性地面朝向黄土背朝向天，所以中医中将背部的部分归属于阳，腰腹的部位归属于阴，艾灸时按照先阳后阴的步骤，应该先从身体的上半部分开始灸，再逐渐到身体的下半部分；灸上半身时先灸背部，再灸腰腹部位，按照先左后右的顺序来进行。

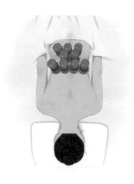
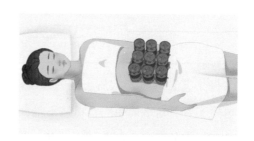

身体背面、正面艾灸（先灸阳后灸阴）

具体而言，不同穴位施灸的一般顺序：

先灸上部 → 后下部；

先灸背腰部 → 后灸胸腹部；

先灸头部 → 后灸四肢；

先灸阳经穴位 → 后灸阴经穴位；

施灸量先少 → 后逐步增加。

如不按顺序施灸，先灸下部，后灸头部，患者可能会出现头面烘热，口干咽燥等不适感。不过，这个顺序也不是绝对的，有一些特殊情况可以酌情施灸，比如脱肛时，可以先灸长强以收肛，后灸百会以举陷。所以自己在家做艾灸之前，最好咨询一下医生，切勿盲目操作。

烫伤和"灸花"怎么区分

在艾灸的时候，可能会遇到出水泡的现象，水泡大小不等，有时候还会有轻微的疼痛感。有的人就会很担心，觉得自己是不是被烫伤了。其实这时候我们先分清楚水泡到底是"灸花"还是"灸烫伤"，然后才能进行处理。

"灸花"也叫"灸疮"，是由于体内湿气、寒气重，经络不通造成的。在中医看来，艾灸扶助阳气，将湿寒之气"逼"出来，就会出现灸花，这是邪气外排的通道。所以有灸花不是坏事，反而是好现象。正如《小品方》所说："灸得脓坏，风寒乃出，不坏则病不除也。"《针灸易学》也有类似说法："灸疮必发，去病如把抓。"所以古人有时候还非要追求这种"流脓生疮"的效果，认为这样才能排除病邪。现代中医则认为，艾灸虽然已经结束，但水泡存在，就还能对经络穴位造成刺激，等于延长了艾灸发挥作用的时间，所以对身体也是有好处的。

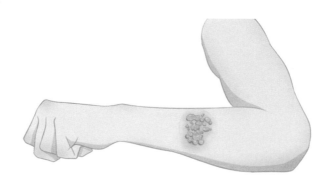

灸花

　　至于灸烫伤的水泡则是因灸的时间过长、过热出现的。我们从施灸方法就能分出灸花和灸烫伤。灸花出现于瘢痕灸，是直接灸的一种，也就是将艾炷直接放在皮肤上点燃，然后用手不断拍打周围的皮肤以减轻疼痛。要是用隔物灸或者温针灸、艾盒灸等，出现的水泡都不是灸花，而是灸烫伤。

　　另外，我们可以从创伤程度来区分灸花和灸烫伤。瘢痕灸涉及皮肤基底层至大部分真皮组织，灸花愈后可能会留有永久性瘢痕；灸烫伤部位的水泡一般会自行吸收，不会留下瘢痕。

　　所以看到水泡不用着急，可以按照这样的办法去处理：如果是因施灸过量，时间过长，局部出现灸烫伤引起的小水泡，只要注意不擦破，可任其自然吸收；如果水泡较大，可用消毒的毫针刺破水泡，放出水液，或用注射针抽出水液，再涂以龙胆紫，并以纱布包裹；如果用了瘢痕灸，在灸花化脓期间，要注意适当休息，加强营养，保持局部清洁，并可用敷料保护灸疮，以防污染，让它自然愈合。若是处理不当，灸花脓液呈黄绿色或有渗血现象者，可以遵医嘱用过氧化氢溶液冲洗，再用消炎药膏或玉红膏涂敷。

　　也许有人会问，有没有什么办法可以避免灸花出现呢？毕竟在日常生活中，灸花会影响美观，也会给工作、学习、人际交往带来一些不便，而且瘢痕灸本身带来的疼痛也让很多人难以忍受，因此，不能接受灸花的话，可以采取隔姜灸的办法来避免。另外，由于每个人的皮肤对温热感觉的敏感度是不一样的，所以不一定要等到艾条燃烧到底，而是在自我感觉很烫、难以忍受的时候，就可以停止艾灸。

第四部分

不同人群的艾灸调理方

第一章　艾灸，为孩子成长保驾护航

孩子受凉呕吐，不愿吃药怎么办

经常有患者提问，能不能给家里的孩子做艾灸？答案是肯定的。作为传统中医外治疗法，只要操作得当，艾灸对男女老少不同人群都是适用的。

以孩子为例，艾灸有温经散寒、补中益气的功效。孩子活泼好动，容易着凉感冒，艾灸可以助其驱散体内的寒气，补益脾胃，改善消化不良、厌食、积疳，以及因腹部着凉引起的呕吐、腹胀、腹痛、腹泻等多种问题。

就拿受凉呕吐来说，这是孩子常见的临床症状，多是因为饮食不节引起的。像有的孩子喝了冷饮，或是吃了一些寒凉性的食物，就很容易导致呕吐。

有个 4 岁的男孩，中午喝了几口冰冻汽水，之后在室外玩耍了一阵，突然说肚子不舒服。随后孩子出现呕吐，呕吐物里有食物残渣。家长怀疑是着凉引起的，给孩子喝了温水后有所缓解，然而到了晚上，孩子又开始呕吐，还喊着说肚子疼……

这种情况就是"吃得太凉"造成的。中医认为，儿童脏腑柔嫩，脾胃消化系统薄弱，过食生冷，所谓"寒邪客于肠胃，胃气失于和降，气机上逆"，这是造成呕吐的内在原因。这类呕吐也很好辨别，一般呕吐物呈清稀状，没有什么臭味，还伴有食物残渣，孩子在呕吐的同时常有腹痛，此时按住肚子，或是喝热水，腹痛能有一定缓解。

对于孩子受凉呕吐，当然是要尽快给予相应的治疗，否则可能引起脱水和电解质紊乱。不过，如何治疗却成了问题，因为很多孩子比较抗拒吃药，即使勉强将药喂下去，也会很快吐出来，这让很多家长感到十分头疼。

这时候我们就可以让艾灸来帮忙，因为艾灸具有温经通络、散寒止痛的功效，对着凉造成的呕吐、腹泻都有一定的作用，而且艾灸没有痛苦，几乎没有刺激性，孩子一般不会抗拒。

具体来看，在孩子受凉呕吐时，我们可以灸身柱穴、中脘穴、神阙穴和太白穴这几个穴位。

身柱穴是督脉的重要穴位，位置在人体后背两个肩胛骨的中间处，第三胸椎棘突下凹陷中。它上方连接头部，下面与腰背相连，就像一个承上启下的支柱，所以叫"身柱"。它也被称为"小儿百病之灸点"，对它进行艾灸，可以使督脉气血强劲饱满，能够温补阳气，还能清心宁神、降逆止呕，也有调理脾胃的功效。所以孩子着凉呕吐时，可以适当灸身柱穴，平时也可以灸一灸，能够促进食欲、增加体重、强身健体。

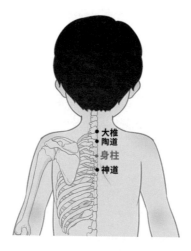

身柱穴位置

中脘穴在人体的上腹部，前正中线上。我们取穴定位的时候，可以让孩子采用仰卧的姿势，找到胸骨下端和肚脐连接线的中点，就是中脘穴。灸中脘穴对脾胃不适有一定的缓解作用，像上腹部出现疼痛、腹胀、消化不良等症状都可以灸这个穴位。孩子出现饮食不规律、食欲不佳、食欲减退等问题也可以灸中脘穴。

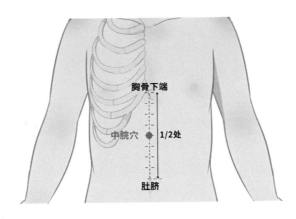

中脘穴位置

神阙穴其实就是肚脐眼，是人的"神气"出入的门户。艾灸神阙穴可以调理大部分虚损、虚弱的症状。对于那些先天或后天不足的孩子来说，艾灸神阙穴是非常有效也很舒适的保健方法。

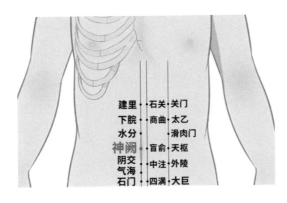

神阙穴位置

太白穴有治疗便秘、腹胀、胃痛、消化不良、呕吐等作用。我们取穴时，可以让孩子仰卧或正坐，把足底放平，然后在左右足内侧缘，于第一跖骨小头后下方凹陷处找到太白穴。

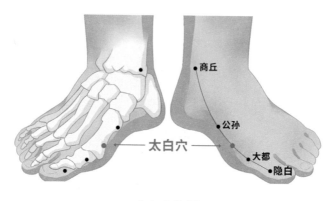

太白穴位置

需要指出的是，给孩子做艾灸一定要非常小心，因为孩子好动，有时不能很好地配合，而且孩子的皮肤又很娇嫩，容易发生烫伤，所以艾灸时必须严格规范操作。如果用艾灸罐，我们要将艾条的一端点燃，放入艾灸罐中，再放置到以上穴位的正上方，与皮肤之间保持2~3厘米的距离，每穴一柱（将艾条切分为适宜大小的柱状，一柱一般燃烧15~30分钟），灸完即可；如果是做艾条直接灸，在艾灸时要仔细观察皮肤情况，或是询问孩子的感觉，应当以皮肤局部有温热感但没有灼痛感为宜，一般每穴灸5~10分钟，以皮肤微微潮红为度。

如果要艾灸腹部穴位，还可以用隔姜灸。灸时取一块生姜，切成约0.3厘米厚的姜片，大小可根据穴区部位所在和选用的艾炷的大小而定。然后在姜片中间用针穿几个孔，施灸时，把姜片放在穴区，再把大或中等艾炷放在上面点燃。等孩子有局部灼痛感时，略略提起姜片，或更换艾炷再灸，一般每次灸5~10壮，以局部潮红为度；或者在姜片所在穴位上，直接选用艾灸罐施灸。

在孩子生病期间，我们可以每天灸一次，连续灸2~3次。像上面提到的这个4岁的孩子，在艾灸了中脘、神阙穴后腹痛、呕吐的症状就明显减轻了，不过想要痊愈还要多灸几次。

与此同时，我们还要做好日常护理，比如要给孩子吃清淡、温暖、好消化的饮食，如果孩子没有食欲就不要强迫喂食，避免加重脾胃负担。再如要做好肚腹的保暖工作，尤其是夏季在空调房中睡觉要注意肚腹保暖，晚上睡觉也要盖好肚子。此外，容易呕吐、脾胃弱的孩子还可以戴艾绒保健肚兜暖肠胃，对促进康复很有帮助。

用"艾"帮助孩子不再尿床

孩子尿床，在生活中是很常见的事情。孩子没控制好排尿行为，一边睡觉一边在床单上"画地图"，常常让家长哭笑不得。

对于两岁以下的孩子来说，经常尿床属于正常现象，中医称之为"遗尿""遗溺"，《灵枢·九针论》中说过："膀胱不约为遗溺。"这是在说，遗尿是膀胱不能约束导致的。而幼小的孩子形体发育尚未完全，脏腑娇嫩，尤其是"脾肾常虚"，导致"水液封藏不足"，排尿自控能力确实比较差。

随着年龄的增长，大多数孩子尿床的情况会自行好转或完全消失，但也有一些孩子还是不能自主控制排尿，夜里有尿意的时候醒不来，就会导致遗尿。有的孩子隔几夜遗尿一次，有的孩子情况比较严重，几乎每夜都会遗尿，甚至一夜数次。这时候家长就得重视起来了，因为这属于病态现象，被称为"遗尿症"，如果处理不当，可能会跟随孩子一辈子，不可不防。

有个孩子从两岁半起小便就能自理，但3岁上了幼儿园后，却经常尿湿裤子，家长也没有重视，以为孩子慢慢就会好了。谁知问题却越来越严重，孩子上了小学，晚上还是经常尿床，每晚尿1~2次，睡眠也不安稳，经常做噩梦、哭叫，影响了身心健康。

由此可见，对于孩子的遗尿问题，不能随意忽视。如果孩子年龄在5岁以上，每周遗尿次数超过两次，症状持续 3 个月以上，就得去医院接受诊治。

对于孩子尿床，采用艾灸治疗安全有效，作用也比较持久。具体来看，我们可以尝试艾灸关元、三阴交、中极、肾俞、百会这几个穴位。

关元穴在肚脐正下方 3 寸（脐下四指）。艾灸关元能够增强肝、脾、肾的功能，而脏腑功能协调，体液才能正常输布，尿液也能得到约束，有助于缓解尿床问题。

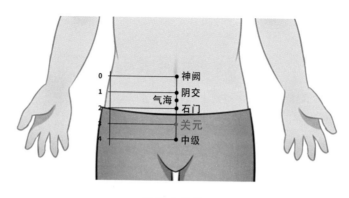

关元穴位置

三阴交穴在左右足内踝尖上方 3 寸（内踝尖上四指），胫骨内侧缘后方。取穴时可以将四指并拢，将小指的外侧缘放置于足内踝尖上，食指上缘与胫骨后缘的交点就是三阴交穴。艾灸三阴交穴可以健脾胃、补肝肾，在调理脏腑功能的同时改善水液代谢，对小儿遗尿非常有效。

中极穴在肚脐正下方 4 寸。艾灸这个穴位能够增强肾和膀胱功能，提高它们对尿液的约束能力，改善尿频、尿急、尿床问题。

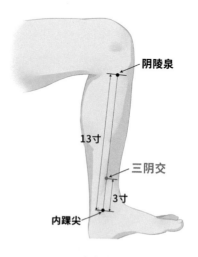

三阴交穴位置
（双穴，图中仅标一侧作为示意）

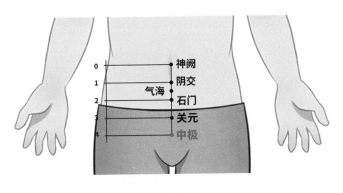

中极穴位置

　　肾俞穴在第 2 腰椎棘突下，左右旁开 1.5 寸，与肚脐相平。取穴的时候可以让孩子俯卧，先找到腰部取穴标志：两髂嵴最高点连线是第 4 腰椎棘突水平，再向上数至第 2 腰椎棘突下方，根据骨度分寸法，肩胛骨内侧缘与脊柱之间为 3 寸，两线的中点即脊柱旁开 1.5 寸处，就是肾俞穴。艾灸肾俞穴能够调补肾气，特别适合小便次数多、脸色苍白、身体疲惫无力、手脚冰凉、怕冷的孩子。

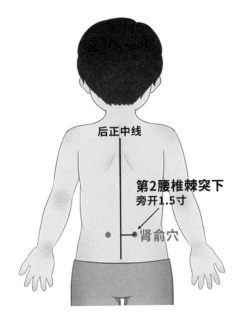

肾俞穴位置

百会穴在前发际正中之上 5 寸，或是取两侧耳尖连线的中点。艾灸百会可以振奋阳气、温肾固摄，用于小儿遗尿非常有效。

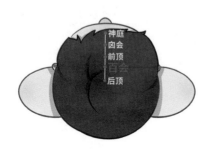

百会穴位置

学会了正确取穴后，我们还要注意艾灸的操作方法。在艾灸时，我们可以将艾条的一端点燃，放入艾灸罐中，对准以上穴位的正上方，保持与皮肤 2～3 厘米的距离，以皮肤局部有温热感而无灼痛感为宜。一般每穴灸 10～15 分钟，灸到皮肤微微潮红为度。

在艾灸治疗的同时，家长不能忽略了孩子心理层面的调养，避免给孩子增加心理压力，导致尿床问题愈发严重。比如看见孩子尿床了，不要羞辱、斥责、惩罚孩子，而是应当多安慰、鼓励他们，帮他们消除恐惧、紧张和怕羞的情绪，对战胜尿床产生信心。

不仅如此，家长还要教育孩子注意卫生，每天清洗会阴部和臀部，勤换内裤，平时不要给孩子穿开裆裤，更不能让孩子坐在地上玩耍，以免引起感染。家长还要帮孩子养成有规律的学习和生活习惯，避免白天过度疲劳，夜间睡眠太深，不能自己醒来排尿。每天晚饭后，家长要注意控制孩子的饮水量，临睡前也要提醒孩子排尿。等孩子睡着后，可以按时把他叫起来排尿 1～2 次。慢慢地，孩子就能养成自行排尿的习惯了。

巧艾灸，找回孩子的食欲

经常有家长为孩子的吃饭问题发愁、烦恼不已："孩子不好好吃饭怎么办？""孩子吃得少怎么办？"这些问题困扰着家长，却又找不到好的解决方案。在孩子方面，其除了不想进食外，也并没有其他明显的症状，其实这就是"小儿厌食"。

小儿厌食是目前儿科的常见病、多发病，有这种问题的孩子一般精神状态比较正常，主要的症状就是不思饮食甚至厌食，食欲减退、体重不增加。时间长了，孩子会出现脸色发黄、精神倦怠、形体消瘦等症状，让家长十分担心。

一个4岁的女孩，平时吃饭不香，每餐勉强吃几口米饭，家长担心孩子会"饿坏了"，便给孩子准备了不少零食。可一段时间后，孩子食欲减退的情况更加严重了，甚至对零食的兴趣也不大了，而且孩子每次稍微多吃一些，第二天就会发生泄泻，大便中还带着食物残渣。与此同时，孩子还有日渐消瘦、精神不振、不爱说话、容易出汗、苔白微腻等情况。

对此，我们诊断为脾胃气虚造成的厌食，这主要是因为家长喂养不当，造成孩子饮食失调，过度损伤脾胃所致。中医认为，脾虚会导致运化乏力，胃气虚弱又会影响正常的受纳和消化功能，所以会出现厌食。在治疗上则要注意益气健脾，和胃助运。当然小儿厌食的类型还有脾运失健（症状有饮食乏味、多食后脘腹饱胀、大便不调等）和脾胃阴虚（症状有不思进食、口舌干燥、大便偏干、小便色黄、舌红少津等），需要对症采取正确的处理方法，才能重新唤回孩子的食欲。

在调理小儿厌食时，艾灸是一种不错的方法。艾灸通过良性的温热刺激，能够祛邪散寒、促进血脉运行，并能起到补中益气、调节脾胃等效果。具体来看，小儿厌食（主要指脾胃气虚型）就可以艾灸脾俞、中脘、足三里、三阴交、身柱、气海等穴位。

脾俞穴在背部，当第 11 胸椎棘突下，左右旁开 1.5 寸。取穴时可以正坐或俯卧，取一线过肚脐中点，水平绕腰腹一周，这条线与后正中线的交点就是第 2 腰椎，从第 2 腰椎棘突垂直向上推 3 个椎体，即第 11 胸椎棘突，在第 11 胸椎棘突下有一凹陷，此凹陷旁开 2 横指（食指、中指并拢，以中指近端指间关节横纹水平的二指宽度为 1.5 寸），就是脾俞穴。艾灸脾俞穴能健运脾胃，补养气血，增强体质，可用于改善小儿厌食。

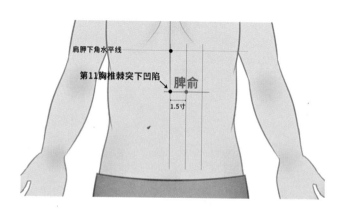

肩胛下角水平线

第11胸椎棘突下凹陷

脾俞

1.5寸

脾俞穴位置（双穴，图中仅标一侧作为示意）

中脘穴的取穴方法如前所述（参见第 113 页），它是强壮之要穴，具有生发胃气、燥化脾湿的功效，可用于治疗厌食、食积、胃胀、胃痛等。

足三里穴在左右小腿前外侧，犊鼻穴下 3 寸，距胫骨前缘 1 横指（中指）。取穴时可以采用坐姿，同侧手张开，用食指第二指关节桡侧缘对准犊鼻穴下缘，小指第二指关节处即足三里穴。艾灸足三里穴具有健脾胃、补气血、清积滞的作用，可用于改善儿童厌食、偏食、挑食。

三阴交穴的取穴方法如前所述（参见第 116 页）。艾灸三阴交穴可以发散寒邪、扶助阳气，促使脾胃强健，有助于缓解脾胃虚寒导致的厌食、消化不良、腹泻等。

身柱穴的取穴方法如前所述（参见第112页）。艾灸身柱穴可以健脾益胃、增强体质，有助于改善厌食、消化不良、腹泻等。

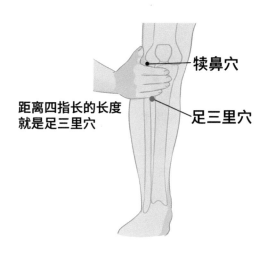

犊鼻穴

距离四指长的长度就是足三里穴

足三里穴

足三里穴位置（双穴，图中仅标一侧作为示意）

气海穴在腹部的正中线上，脐下1.5寸的位置。取穴的时候，我们可以找到从肚脐到耻骨联合的上缘的连线（大致是5寸长），把它均匀地分成5份，就得到了1寸的位置，在1寸和2寸之间，这就是1.5寸的位置，即气海穴。艾灸气海穴有比较好的温阳化气、助阳通络的作用，还可以促进胃肠活动，使孩子的食欲变好。

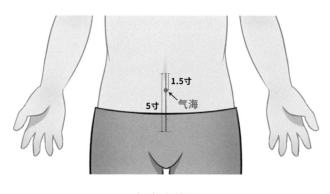

1.5寸

5寸

气海

气海穴位置

我们在给孩子艾灸时，可以每次取 2~3 穴，以艾条温和灸，每穴灸 5~10 分钟，以穴位红晕温热为度。每天灸 1 次，10 次为 1 个疗程，待孩子食欲恢复后就可停灸。

在艾灸的同时，要注意做好生活调理。首先是要帮助孩子培养良好的饮食习惯，饮食要定时，并要注意纠正挑食、偏食；其次是要多带孩子做做户外运动，以增强体质；最后是做好饮食调理，可以适当转换食物品种，帮助孩子"开胃"，但要避免让孩子进食太多的零食，或是吃一些肥甘厚腻、生冷的食物。

需要提醒的是，有的家长一看见孩子不好好吃饭，就会过于急躁，对孩子进行斥责甚至打骂。这样做会让孩子精神过度紧张，更会影响食欲和正常的食量，所以家长要注意控制情绪，特别是在进餐时，不要严厉地管教孩子。平时应以耐心引导、说服教育为主，使孩子能够顺利摆脱厌食。

第二章　艾灸，赶走女人的"痛"

痛经可以艾灸吗

"大姨妈来了，肚子疼得厉害，站也不是，坐也不是，严重的时候还会恶心、呕吐、冒冷汗、手脚冰凉，有时竟会痛到晕过去……"

这样的经历，相信很多女性并不陌生，一到每个月的"那几天"，痛经的阴影就会悄然袭来。为了摆脱这恼人的"毛病"，大家也尝试过很多办法，像吃止痛药、热敷、喝红糖水等，可效果并不理想。其实，有一种办法能够安全、有效地缓解疼痛，那就是艾灸。

从中医的角度来看，引起痛经的原因有很多，《景岳全书·妇人规》谈道："经行腹痛，证有虚实。实者或因寒滞，或因血滞，或因气滞，或因热滞；虚者有因血虚，有因气虚。"这就提到了痛经的几点常见的原因，比如经期受寒或是情志郁结导致气血运行不畅，会引起痛经，还有一些女性本来体质就虚弱，导致气血不足，也会引起痛经。

中医常说"不通则痛，不荣则痛"。气血运行不畅，胞脉气血瘀滞会导致痛经；气血不足，胞脉失于濡养也会导致经期腰腹疼痛。而艾灸具有温经散寒、行气活血、化瘀止痛、补虚助阳的作用，所以出现痛经时，不妨尝试艾灸关元、三阴交、十七椎等穴位，能够起到缓解疼痛的作用。

关元穴的取穴方法如前所述（参见第116页）。艾灸关元穴可以培元固本、补益下焦，适合元气亏损的女性。而且关元穴的位置接近子宫，用艾条温灸，可以暖宫散寒，温经止痛。

三阴交穴的取穴方法如前所述（参见第116页）。三阴交穴是三条阴经气血交会之处，对它进行艾灸，能够调节经络，使气血旺盛，有助于缓解痛经，还能治疗和预防妇科疾病。

十七椎穴在腰部，当后正中线上，第5腰椎棘突下。我们在取穴时，可以俯卧，先找到腰部的取穴标志——两侧髂嵴最高点连线与脊柱的交点（第4腰椎），再向下一个腰椎棘突下的凹陷处就是十七椎穴。艾灸这个穴位可以舒筋活络，调理冲任，益肾利尿，对于痛经、月经不调、带下、崩漏等都有缓解作用。

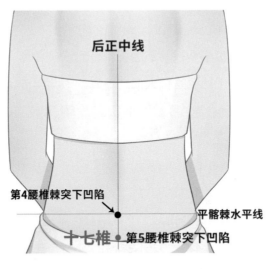

后正中线

第4腰椎棘突下凹陷

平髂棘水平线

十七椎 ● 第5腰椎棘突下凹陷

十七椎穴位置

在艾灸时，可以将艾条的一端点燃，放入艾灸罐中，放置在以上穴位的正上方，与皮肤保持2~3厘米的距离，使皮肤局部有温热感而无灼痛感为宜，灸到皮肤微微潮红为度。

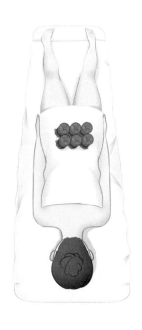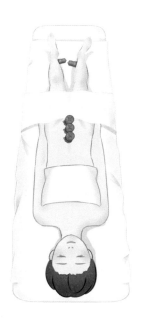

痛经艾灸（先灸阳后灸阴）

在艾灸的同时，有痛经问题的女性还要注意防寒保暖，尤其是小腹和腰骶部不要轻易受寒，也不要吃太多生冷的食物。另外，女性要注意经期卫生，每天要用温水清洗，保持局部的清洁干燥，卫生巾也要及时更换；此外要避免重体力劳动和剧烈运动，并要适当休息，避免过度疲劳，有助于减少或消除痛经。

月经不调灸哪里

名医李时珍在《本草纲目·妇人月水》中指出："月有盈亏，潮有朝夕。月事一月一行，与之相符，故谓之月水、月信、月经。"

这句话点出了"月经"的特点，它属于胞宫周期性的出血，月月如期，经常不变，而且它和月亮的盈亏、海水的涨落一样有规律，所以才会被称为"月水""月信"。

　　然而有的女性却遇到了月经不调的问题，有的月经周期提前 7 天以上，甚至 10 多天就来一次月经，这叫"月经先期"；有的月经周期又延后 7 天以上，甚至 3~5 个月才来一次月经，这叫"月经后期"。还有"月经不定期"的情况，就是月经周期时而提前、时而延后 7 天以上，交替不定。

　　除了月经周期不准外，"月经不调"还会表现在月经的颜色、质、量的异常。正常情况下，月经的颜色是暗红色的，量多时颜色会加深，刚来月经时和月经将净时颜色逐渐暗淡。月经的质地稀稠度适中，不凝固，没有血块和臭气，月经的量一般为 20~60 毫升，如果出现了异常改变，就需要引起女性的注意。

　　从中医角度看，导致月经不调的原因很多，但不外乎内伤七情、外感六淫、饮食失节、起居失宜等。在当今社会中，很多女性喜欢饮用冰凉的奶茶、吃生冷的食物、穿单薄凉快的衣服等，导致寒邪直入胞宫，冲任受损；也有一些女性因为工作生活压力大导致肝郁气滞；或是产乳过多，房事不节，导致伤精损血；或是不按时就餐，损伤脾胃，损气耗血；等等。这些原因都可能引起月经不调。

　　有位 32 岁的患者，半年前发生小产，以后每次月经都会提前 7~10 天，而且经量偏多，还有口干、容易烦躁、大便偏干等症状；自诉平时工作压力大，常年熬夜。这就是月经先期的情况，经辨证诊断为阴虚血热型的月经先期，主要是因为小产后调理不当，自己又思虑太过，加上常年熬夜，导致阴虚血热、冲任失调，经期提前。

　　对于月经先期等月经不调问题，艾灸具有较好的治疗作用，因为艾灸能够温经通络、祛寒逐湿，调理气血，很适合月经不调的女性。

　　具体来看，如果出现了月经先期，可以艾灸关元、足三里、三阴交、脾俞等穴位。

　　关元穴的取穴方法如前所述（参见第 116 页）。艾灸关元可以起到培元固本，调理冲任的作用。

　　足三里穴的取穴方法如前所述（参见第 121 页）。艾灸足三里穴能够起到补中益气、通经活血的作用，适合因气血亏虚引起的月经先期。

三阴交穴的取穴方法如前所述（参见第 116 页）。艾灸三阴交穴有活血调经、益气健脾、培补肝肾的功效，对月经先期、月经后期、月经先后无定期等都有改善作用。

脾俞穴的取穴方法如前所述（参见第 120 页）。艾灸脾俞穴能调理脾气，运化水谷，渗利除湿，和营统血，适合气虚型的月经先期。

如果出现了月经后期，可以尝试艾灸气海、归来、肾俞、命门、太冲等穴位。

气海穴的取穴方法如前所述（参见第 121 页）。艾灸气海穴，可以补益真元，温通冲任，驱逐寒邪，有助于解决月经后期问题。

归来穴在脐中下 4 寸，前正中线左右旁开 2 寸。取穴时可以仰卧，沿下腹部前正中线垂直向下推，可触及一骨头，这就是耻骨联合，将脐中与耻骨联合上缘中点的连线平分为 5 等份，在该连线的下 1/5 与上 4/5 交点处作一水平线，这条线与乳中线（过乳头的垂直线）有一个交点，两个交点的中间处，就是归来穴。艾灸归来穴有活血化瘀、调经止痛的作用，对于月经后期、闭经等都有一定的疗效。

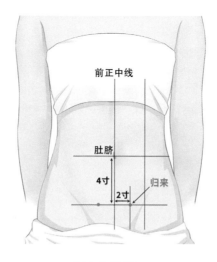

归来穴位置

肾俞穴的取穴方法如前所述（参见第117页）。艾灸肾俞穴可以补益肾气，肾气旺则经血自充，因而能够改善月经后期、闭经。

命门穴在后腰部，正中线上，第二腰椎棘突下凹陷中。取穴的时候可以正坐或仰卧，先取后正中线约与髂脊平齐的腰阳关，在腰阳关上摸取两个棘突上面的凹陷处为穴；或位于与脐孔相对的棘突下缘。艾灸命门穴可以强壮肾气，增强肾的功能，对月经后期、手脚冰冻、腹胀酸痛的女性有帮助。

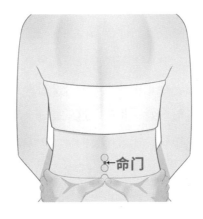

命门穴位置

太冲穴在左右足背侧，当第1、第2跖骨结合部之前凹陷处。取穴的时候可以正坐或仰卧，从第1、第2足趾间缝纹头向足背推，推到第1、第2跖骨之间跖骨结合部前方，感到有凹陷处就是太冲穴。艾灸太冲穴有疏肝解郁、调理肝脏的作用，也可以调畅全身的气机，适合肝气郁结型月经后期。

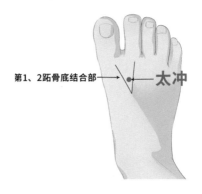

太冲穴位置
（双穴，图中仅标一侧作为示意）

如果出现了月经先后不定期，可以尝试艾灸肝俞、肾俞、关元、三阴交等穴位。

肝俞穴在背部第 9 胸椎棘突下，左右旁开 1.5 寸。取穴时可以俯卧或正坐，在上臂自然下垂贴在胸侧壁时确定肩胛下角，从两侧肩胛下角连线与后正中线相交处所在椎体为第 7 胸椎，从第 7 胸椎棘突垂直向下推两个椎体棘突就是第 9 胸椎棘突，在第 9 胸椎棘突下有一凹陷，凹陷旁开两横指（食指、中指并拢，以中指近端指间关节横纹水平的二指宽度为 1.5 寸），就是肝俞穴。艾灸肝俞穴可以调肝养肝，而肝主藏血，肝功能正常，血气就会充足，有助于改善月经先后不定期的问题。

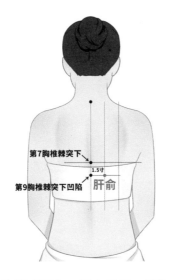

肝俞穴位置（双穴，图中仅标一侧作为示意）

肾俞穴的取穴方法如前所述（参见第 117 页）。艾灸肾俞穴可以温补肾阳，调经止带，对月经先后不定期、带下、不孕等都有调理作用。

关元穴的取穴方法如前所述（参见第 116 页）。艾灸关元穴可以培元固本，补益下焦，能够调理月经先后不定期、崩漏等症。

三阴交穴的取穴方法如前所述（参见第 116 页）。艾灸三阴交穴可疏通经络，调节人体的气血运行，能够改善月经先后不定期，还能预防多种妇科疾病。

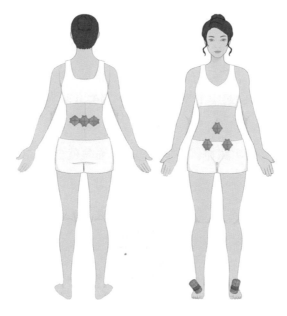

月经不调艾灸（先灸阳后灸阴）

在艾灸时，可以将艾条的一端点燃，放入艾灸罐中，放置在以上穴位的正上方，保持与皮肤距离2~3厘米，每次一柱；艾条在使用时，以皮肤局部有温热感而无灼痛感为宜，艾条一般每穴灸10~15分钟，灸到皮肤微微潮红为度。

在艾灸的同时，女性还要培养健康的生活方式，平时规律作息、合理饮食、适度运动。经期少吃辛辣、生冷、有刺激性的食物，还要注意保暖，不要在经期用冷水洗头、洗澡，也不要在寒冷季节穿着过于单薄，导致受凉而加重气血凝滞的情况。

此外，女性还要注意做好情绪调节，平时因为工作紧张、家务繁忙，难免会出现精神焦虑、压抑或生闷气的情况。这时要学会自我开导，使自己能够尽快恢复平稳的心态，避免因"怒伤肝""思伤脾"而导致各种月经不调问题。

艾灸调理带下量多

很多女性都听说过"十女九带"这个说法，意思是带下病（白带异常）是女性的常见病、多发病。带下量多是带下病的主证，指的是女性阴道内分泌物增多，并伴有不同程度的颜色、质地、气味的改变。

在中医看来，带下病的主因是"湿邪"，《傅青主女科·带下》就指出："夫带下俱是湿证。"这"湿邪"又有内外之分，"外湿"指的是外感湿邪，比如经期涉水淋雨、感受寒湿等；"内湿"和脏腑功能失调有很大的关系，比如脾虚失运、肾虚失固都会引起带下量多。

有位 33 岁的患者因带下量多来就诊。她自述这种情况已有两个月，白带绵绵不绝，色白黏稠，没有臭味，而且她还有面色萎黄、食欲不振、精神疲倦、四肢倦怠的情况，自我感觉没有什么力气，不想说话。经过诊断，我们认为她是脾虚气弱导致的带下量多。中医认为，脾主运化水湿，脾虚会导致运化功能异常，从而"聚湿下注"，伤及任、带二脉，就会出现带下绵绵等异常情况。

对于带下量多，中医治疗以祛湿止带为基本原则，像这位患者就可以采用健脾益气、升阳除湿的治法，但要是肾阳虚引起的带下量多（带下色白量多，质清稀，小腹发凉，腰膝酸软，小便频数而清长），则要温肾助阳，涩精止带；对于湿热下注型的带下量多（带下色黄量多，质地黏稠，有臭气，伴有胸闷心烦、口苦咽干、小便短赤等症状），则要清热利湿止带。

带下量多的患者可以采用艾灸进行自我调理，艾灸穴位有三阴交、带脉、阴陵泉、气海等。

三阴交穴的取穴方法如前所述（参见第 116 页）。艾灸三阴交穴可平肝泻热，健脾利湿，补肾强精。

带脉穴在左右侧腹部，章门下 1.8 寸，当第 11 肋骨游离端下方垂线与脐水平线的交点上。取穴时可以采取坐姿，双臂外展，也可以仰卧，双臂上举；然后确定腋中线（从腋窝中点向下所作的垂线为腋中线）；再过脐中作一条水平线；找到腋中线与脐水平线的交点，就是带脉穴。艾灸带脉穴能够益气固摄，调理任督二脉。

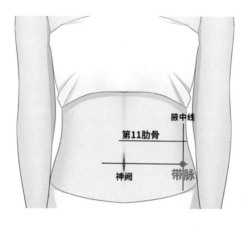

带脉穴位置（双穴，图中仅标一侧作为示意）

阴陵泉穴在人体的左右小腿内侧，膝下胫骨内侧凹陷处，与阳陵泉穴相对。取穴的时候可以正坐或仰卧，拇指沿小腿内侧骨内缘向上推，抵膝关节下，胫骨向内上弯曲凹陷处即阴陵泉穴。艾灸阴陵泉穴有较好的清热效果，还能祛湿，有助于快速排出脾经湿气。

气海穴的取穴方法如前所述（参见第121 页）。艾灸气海穴可以补肾益气，对肾阳虚型的带下量多比较有效。

在艾灸时，我们可以将艾条的一端点

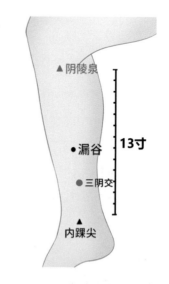

三阴交穴、阴陵泉穴位置
（双穴，图中仅标一侧作为示意）

燃，放入艾灸罐中，放置在以上穴位的正上方，保持与皮肤 2~3 厘米的距离，每穴一柱；使用艾条时，以皮肤局部有温热感而无灼痛感为宜，一般每穴灸 10~15 分钟，以皮肤微微潮红为度。

除了艾灸外，带下量多患者平时要注意做好日常保健工作。比如要养成良好的卫生习惯，保持外阴和内裤的清洁。外阴瘙痒者要勤剪指甲、勤洗手，防止感染或抓破皮肤；平时穿着的内裤要柔软一些，并要坚持每日更换，用开水烫洗后，在阳光下暴晒消毒；毛巾、浴盆也应专用，不要坐浴或盆浴，防止污水进入阴道引起感染；在性生活过程也要讲究卫生，同房后及时排尿和清洗，避免因感染导致带下异常。月经期间应该禁房事，丈夫有外阴瘙痒者，要同时进行调理，以免交叉感染。

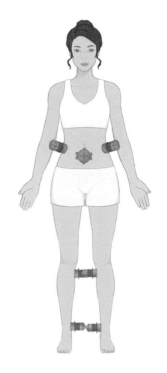

带下量多艾灸

需要提醒的是，阴道炎、子宫颈炎、盆腔炎、妇科肿瘤、性病等疾病也会引起带下增多，所以发现带下异常应尽快就医检查，确定病因，避免延误病情。

艾灸如何助孕

渴望拥有一个健康、可爱的宝宝，是很多女性美好的愿望。然而不孕问题却困扰着不少女性，不少人求医吃药，却看不到什么希望，身体遭受了不少折磨，心灵也痛苦不堪，甚至还会影响到事业和家庭。

有一位 36 岁的患者在某公司担任部门经理，事业上一帆风顺，夫妻感情也很和睦。美中不足的是，患者好几年前就想要个孩子，但一直未能如愿。患者和丈夫曾去医院检查过，结论是夫妻双方都正常。患者十分无奈，服用了很多药物，甚至还尝试过民间偏方，但都没有效果。眼看年龄一年比一年大，患者忧心如焚。我们在诊断后，发现她有肾阳虚的问题，平时月经延迟，不太规律，还有手脚冰凉、畏寒怕冷、舌苔发白等阳气不足的症状。

我们都知道，天寒地冻的时候，种子是无法发芽的。人体也是如此，身体虚寒、胞宫寒冷，不具备受孕的基本条件，怀孕自然是难上加难。

类似这样的情况在生活中并不少见，女性因为怀不上宝宝而苦恼，不知道该如何解决。其实大家可能忽视了中医助孕，这是中医的优势与特色之一。

中医对不孕症的研究非常深入，对病因病机认识也很全面。像明代薛己《校注妇人良方·求嗣门》就谈道："窃谓妇人之不孕，亦有因六淫七情之邪，有伤冲任，或宿疾淹留，传遗脏腑，或子宫虚冷，或气旺血衰，或血中伏热，又有脾胃虚损，不能荣养冲任……各当求其源而治之。"

清代陈士铎在《石室秘录·卷之五·子嗣》中也说"女子不能生子有十病"，并列出了这十种因素，"一胎胞冷也，一脾胃寒也，一带脉急也，一肝气郁也，一痰气盛也，一相火旺也，一肾水衰也，一任督病也，一膀胱气化不行也，一气血虚而不能摄也"。

根据不同的病因，中医会用不同的方法调理不孕症，比如中医认为：肾藏精，主生殖，肾虚不孕重在补肾；肝藏血，主疏泄，肝郁不孕妙在疏肝；女子以血为本，血瘀不孕贵在理血；有痰瘀互结导致不孕的，则要祛瘀化痰，功在疏通。而艾灸作为中医外治法，可以温通经脉、调理气血，对助孕有独特的作用。

具体来看，艾灸关元、肾俞、太溪、三阴交、命门、子宫、归来、太冲、期门等穴位，有较好的助孕功效。

关元穴的取穴方法如前所述（参见第116页），艾灸关元穴可调节女性气血，对于月经不调、子宫虚寒有显著的疗效，因而有很好的助孕效果。

肾俞穴的取穴方法如前所述（参见第 117 页）。艾灸肾俞穴能够补肾助孕，适合肾虚引起的不孕症。

太溪穴在左右足内侧，内踝后方，当内踝尖与跟腱之间的凹陷处。取穴时，可以正坐垂足或仰卧，由足内踝尖向后推到与跟腱之间的凹陷处（大约当内踝尖与跟腱之间中点），按压有酸胀感的地方就是太溪穴。艾灸太溪穴可以起到滋阴补肾、通调三焦的作用，缓解肾虚引起的一系列症状，也有较好的助孕效果。

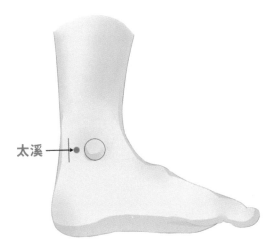

太溪 ←

太溪穴位置（双穴，图中仅标一侧作为示意）

三阴交穴的取穴方法如前所述（参见第 116 页）。艾灸三阴交穴能够调节经络，使气血旺盛，对不孕、崩漏、痛经等妇科疾病都有广泛的治疗作用。

命门穴的取穴方法如前所述（参见第 128 页）。艾灸命门穴能够强肾固本，可治疗女性虚寒性月经不调、不孕症、习惯性流产等。

子宫穴在下腹部，当脐中下 4 寸，中极左右旁开 3 寸。取穴时可以仰卧，先找到前正中线，即胸骨正前方正中的一条垂直线，然后沿下腹部前正中线垂直向下推，可触及一骨头，此骨头就是耻骨联合，再从耻骨联合上缘中点沿前正中线垂直往上量 1 横指（大拇指指间关节部位的横径为 1 寸），就是中极穴。

再从中极穴左、右旁开 4 横指，即食指（示指）、中指、无名指、小指四指并拢，以中指近端指间关节横纹水平的四指宽度为 3 寸，也称"一夫法"，就是子宫穴。艾灸子宫穴能够升提下陷，调经理气，可用于调理子宫疾病如痛经、月经不调、不孕症等。

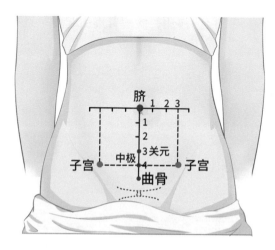

子宫穴位置

归来穴的取穴方法如前所述（参见第 127 页）。艾灸归来穴能够温经散寒，行气活血，祛瘀止痛，又能益气升提，固摄胞宫，可用于治疗痛经、闭经、不孕、白带过多等。

太冲穴的位置如前所述（参见第 128 页）。艾灸太冲穴能够行气解郁，促进血液循环，适合肝郁引起的不孕症。

期门穴在胸部，当乳头直下，第 6 肋间隙，前正中线左右旁开 4 寸。取穴时可以正坐或仰卧（女性取仰卧位），自乳头垂直向下推 2 个肋间隙（乳头平第 4 肋间隙），按压有酸胀感的地方，就是期门穴。艾灸期门穴能够健脾理气、疏肝止痛，对痛经、不孕症等都有一定的治疗作用。

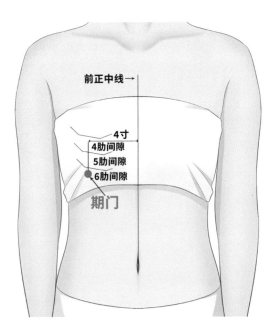

前正中线→

4寸
4肋间隙
5肋间隙
6肋间隙
期门

期门穴位置（双穴，图中仅标一侧作为示意）

在艾灸时，我们可以将艾条的一端点燃，放入艾灸罐中，放置在以上穴位的正上方，保持与皮肤距离 2~3 厘米，每穴一柱；使用艾条时，以皮肤局部有温热感而无灼痛感为宜，一般每穴灸 20~30 分钟，灸到皮肤微微潮红为度。

在艾灸的同时，女性还要注意心理调节，平时不要思虑过多，否则容易伤脾，还会损伤心神；再有就是要戒怒，因为怒伤肝，肝气郁结，气滞血瘀，可造成肝郁不孕或气滞血瘀不孕；另外要注意不要让身体过于劳累，像现在很多年轻的女性喜欢长时间看手机、电脑，这属于"目劳"，长时间戴着耳机听音乐属于"耳劳"，思虑过多、心不静属于"心劳"。想要保持良好的身体状态，孕育健康的子女，这些事情在备孕期间都应当少做。

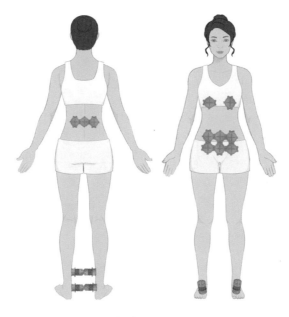

不孕艾灸（先灸阳后灸阴）

此外，女性还要注意饮食，少吃"肥浓之物"，也就是那些肥厚油腻、味重刺激性强的食物。因为它们非但不能化生气血津液、滋养五脏六腑，还会损伤脾胃、滋生痰湿，更会损伤气血，所以备孕时饮食要吃得清淡一些，注重营养平衡，规律进食，更有助于受孕。

第三章　艾灸，祛除中老年慢性病

艾灸治疗慢性支气管炎有奇效

慢性支气管炎真是个恼人的疾病，凡被它"沾"上，就得反反复复咳嗽、咳痰或气喘。同时，这种疾病持续时间又长，动不动就是几个月、几年不愈，让人苦不堪言。

中老年人是慢性支气管炎的高发人群。这是因为中老年人随着年龄增加，身体素质不断下降，更容易因为身体退行性改变而受到慢性支气管炎的困扰。

有这样一位患者，他年轻时因反复受凉出现过咳嗽、咳痰，当时没有注意。后来又出现了类似情况，患者服用了一些止咳药，也能"扛"过去。患者55岁后，咳嗽变得频繁起来，特别是在气候变化受凉或感冒后，咳嗽、咳痰明显加重，还出现了胸闷、气短的症状。此后情况逐渐加重，发现到现在，几乎每年都要住院治疗半个月以上，每次经过抗生素治疗，症状有所缓解，但出院后又会反复发作。

这样的情况在中老年人身上也不少见，这提醒了大家，出现咳嗽、咳痰问题不要轻忽，应当及时治疗，缓解症状和预防并发症，切勿拖延导致病情加重。

慢性支气管炎归属于中医"咳嗽""喘证"的范畴。从中医的角度来看，慢性支气管炎多因外邪侵袭、内脏受损、身体素虚导致肺失宣降，所以会出现长期咳嗽、咳痰不愈，时间长了还会累及脾肾。在治疗慢性支气管炎时，中医可以使用多种有效的方法，如药物、拔罐、针灸、敷贴等。其中艾灸有宣肺止咳、扶助正气、改善肺功能的作用，能够改善和治疗慢性支气管炎的症状和并发症。

具体来看，慢性支气管炎患者可以艾灸大椎、天突、膻中、定喘等穴位。

大椎穴在第 7 颈椎棘突下凹陷处。取穴时可以正坐低头，大椎穴就位于人体的颈部下端，如果突起骨不太明显，可以让患者活动颈部，不动的骨节是第 1 胸椎，约与肩平齐，能随颈部左右摆动而转动的是第 7 颈椎，棘突下凹陷处就是大椎穴。艾灸大椎穴能够提升阳气，还能改善肺的呼吸功能，对慢性支气管炎产生的咳嗽症状有较好的缓解作用。

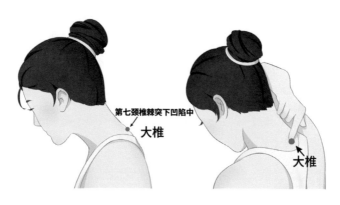

大椎穴位置

天突穴在颈部，当前正中线上，胸骨上窝中央。取穴时用手指从喉结往下方移动，找到左右锁骨内侧的凹陷处，而天突穴就在凹陷处的中央。艾灸天突穴有宣通肺气、止咳的功效，还能抑制咳嗽气喘的发生。

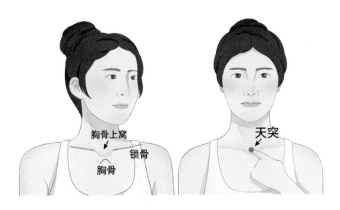

天突穴位置

膻中穴位于两乳头之间，胸骨中线上，平第 4 肋间隙。取穴时可以正坐或平躺，在人体的胸部正中线上，两乳头之间连线的中点，平第 4 肋间，按压有酸胀感的地方，就是膻中穴。艾灸这个穴位有宽胸理气、活血通络、清肺止喘等功效，还能缓解胸闷等症状。

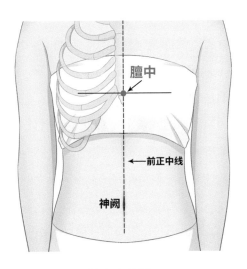

膻中穴位置

定喘穴位于颈椎的第 7 棘突下，左右旁开 0.5 寸的位置。第 7 棘突，也就是在低头时后脖颈最突起的骨头，下方凹陷处就是大椎穴，旁开 0.5 寸约为一个指头的宽度，左右两侧各有一个定喘穴。艾灸定喘穴能够止咳平喘、通宣理肺，对慢性支气管炎、支气管哮喘、百日咳等都有改善作用。

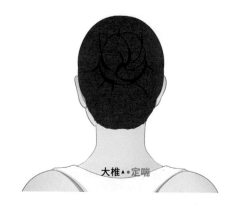

大椎▲•定喘

定喘穴位置（双穴，图中仅标一侧作为示意）

我们在艾灸时，可以用"雀啄灸"的办法，一般每日灸 1~2 次。灸时将艾条的一端点燃，对准施灸部位的皮肤，不固定在一定的距离，而是像鸟雀啄食一样上下活动，这样可以给施灸部位变化的刺激。一般来说，燃烧点离皮肤的最大距离应控制在 8 厘米左右。施灸时间以 20~30 分钟为宜，只要患者施灸点出现 3 厘米左右的红晕就可以停止施灸。

此外，在咳嗽、咳痰缓解时，我们可以艾灸肺俞、肾俞、百劳等穴位，能起到扶助正气、增强体质的效果。

肺俞穴在第 3 胸椎棘突下，左右旁开 1.5 寸。取穴时可以俯卧或俯伏坐位，先找到背部上方的取穴标志，即颈部前屈时项部最高骨性突起第 7 颈椎，再向下数到第 3 胸椎棘突下方，根据骨度分寸法，肩胛骨内侧缘与脊柱之间为 3 寸，两线的中点即脊柱旁开 1.5 寸处就是肺俞穴。艾灸肺俞穴可以解表宣肺、止咳平喘，可用于调理咳嗽、气喘、盗汗、鼻塞等。

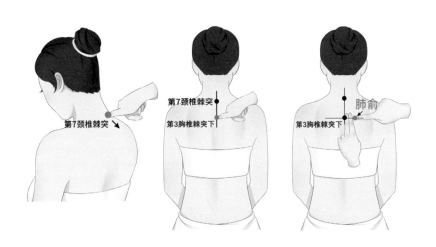

肺俞穴位置（双穴，图中仅标一侧作为示意）

肾俞穴的取穴方法如前所述（参见第 117 页）。艾灸肾俞穴可以起到补肾温阳、活血通经、增强体质的作用。

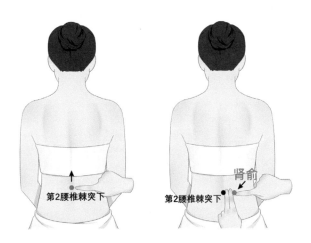

肾俞穴位置（双穴，图中仅标一侧作为示意）

百劳穴在第 5 颈椎棘突下，后正中线左右旁开 1 寸。取穴时可以低头，找到颈部最高的骨头第 7 颈椎，再往上数两个椎体即为第 5 颈椎，旁开 1 寸，左右各有一个百劳穴。艾灸百劳穴有养肺止咳、预防呼吸道疾病的功效。

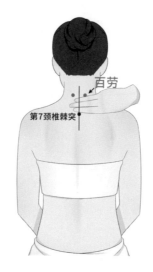

百劳
第7颈椎棘突

百劳穴位置

在艾灸时，我们可以将艾条的一端点燃，放入艾灸罐中，放置在以上穴位的正上方，保持与皮肤 2～3 厘米的距离，每穴一柱，灸完即可；使用艾条时，以皮肤局部有温热感而无灼痛感为宜，一般每穴灸 10～15 分钟，以皮肤微微潮红为度。

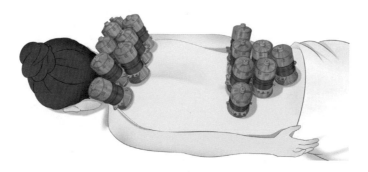

慢性支气管炎艾灸

在艾灸的同时，慢性支气管炎患者特别是中老年患者要做好自我护理，如果有吸烟的习惯，最好能够戒烟，并要远离一些有害环境，避免吸入有毒气体或颗粒；另外要适当进行锻炼，以提升体质，增强抵抗力；再有就是饮食上要注意吃得清淡一些。如果在艾灸期间出现不适，需要及时就医，避免错过最佳的治疗时间。

艾灸缓解陈年胸痹

胸痹，相当于西医所说的"心绞痛"，是中老年人的常见病、多发病。发作的时候，常会感觉胸部闷痛，有时候持续几分钟，休息以后或是使用了扩张冠状动脉的药物（如硝酸甘油），疼痛很快就会消失。不过也有持续时间长的情况，有时甚至能达到数十分钟，休息或是含服药物也不能缓解，更可怕的是它还会发展为急性心肌梗死，需要紧急就医。

有位 51 岁的患者，1 年前出现前胸疼痛，去医院检查，未发现异常，患者口服中药治疗后有所好转。1 周前，患者自感症状突然加重，特别是在大口呼吸时，不但胸痛严重，还出现了背痛、头痛。患者精神不振，整日昏昏欲睡，夜间又睡不安稳，容易醒来，去诊所输液也未见好转。

这位患者的症状就属于胸痹的范畴。在中医看来，诱发胸痹的原因有多种，比如中老年人体质下降或是久病体弱导致心阳不足、心血虚少、心失所养，就容易引起胸痹；也有阴寒凝滞导致脉络不通，痹阻胸阳的情况；还有中老年人平时饮食不节，吃得过于肥甘厚味，或是饮食无度损伤脾胃，导致痰浊内生，痹阻脉络，也会引起胸痹；当然，情志也是不可忽视的因素，我们都知道肝主疏泄、喜条达、恶抑郁，要是情志失调，就会导致肝失条达，气滞血瘀，脉络瘀阻而发生胸痹。所谓"不通则痛"，中医治疗胸痹，都是以调养心气、疏通脉络为主要原则。艾灸能够达到通心脉、强心阳、止痹痛的目的，可以配合中药，达到良好的治疗效果。

具体来看，中老年胸痹患者可以艾灸内关、膻中、心俞、膈俞等穴位。

内关穴在左右前臂前区，从腕掌侧远端横纹上 2 寸，即 3 横指处，在掌长肌腱与桡侧腕屈肌腱（手臂内侧可触摸到两条索状筋，握拳用力屈腕时明显可见）之间的凹陷中，按压有酸胀感的地方就是内关穴。艾灸内关穴有温阳通脉、益气和胃、活血化瘀、宁心安神等功效，能够缓解胸痹疼痛。

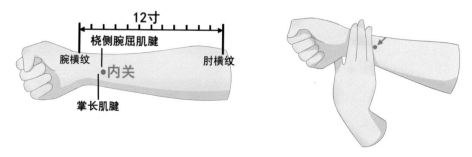

内关穴位置（双穴，图中仅标一侧作为示意）

膻中穴的取穴方法如前所述（参见第 141 页）。艾灸这个穴位能够宽胸理气、活血通络、舒畅心胸，可用于治疗胸痹心痛、心悸、心烦、呼吸困难等。

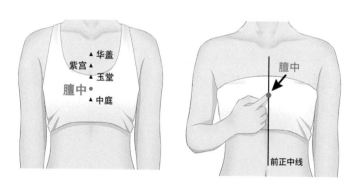

膻中穴位置

心俞穴在脊柱区，第 5 胸椎棘突下，后正中线左右旁开 1.5 寸。取穴时先找到两肩胛骨下角水平连线与脊柱相交所在处，这是第 7 胸椎棘突，往上推两个椎骨（第 5 胸椎），从其棘突下缘旁开两横指，按压有酸胀感的地方就是心俞穴。艾灸心俞穴能够宽胸理气、通行心脉、活血化瘀，可用于治疗胸痹心痛、心悸等。

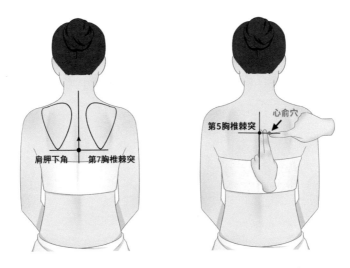

心俞穴位置（双穴，图中仅标一侧作为示意）

　　膈俞穴在脊柱区，第 7 胸椎棘突下，后正中线左右旁开 1.5 寸。取穴时找到两肩胛骨下角水平连线与脊柱相交所在处，就是第 7 胸椎棘突，从其棘突下缘旁开两横指，按压有酸胀感的地方就是膈俞穴。艾灸这个穴位能够养血和营、理气宽胸、活血通脉，可用于缓解胸痹疼痛。

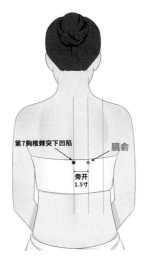

膈俞穴位置（双穴，图中仅标一侧作为示意）

在艾灸时，我们可以将艾条的一端点燃，放入艾灸罐中，放置在以上穴位的正上方，保持与皮肤 2~3 厘米的距离，每穴一柱；使用艾条时，以皮肤局部有温热感而无灼痛感为宜，一般每穴灸 10~15 分钟，至皮肤微微潮红为度。

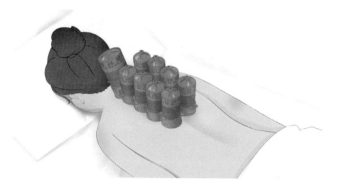

胸痹艾灸

在艾灸的同时，中老年胸痹患者要注意做好日常保养工作。比如，要保持平和的心态，避免精神过度紧张，遇到烦心、气恼的事情，要学会主动调整，以养护"心神"；另外，患者平时要注意劳逸结合，动静适度，避免过度劳累，以濡养心血。此外，患者还要注意节制饮食，避免肥甘厚味，防止聚湿生痰，瘀阻脉络。

中风偏瘫如何自助恢复

中风是中老年人"谈虎色变"的病证，一旦发生中风，常会出现突然晕倒、不省人事的症状（也有不经昏迷，仅以口歪、半身不遂为主症的病证）。虽然经过抢救治疗，患者神志可以恢复，但一般都有不同程度的后遗症，以半身不遂（偏瘫）最多见。患者口角歪斜、语言不利、行动不便，给自己和家人都造成了极大的痛苦。

有位 65 岁的患者，6 个月前突然在家跌倒，随后出现右侧肢体麻木无力，不能活动，当时意识比较清醒，但有恶心、呕吐等不适。家人立即将患者送到医院就诊，经治疗后，患者脱离了危险，但却留下了后遗症，右侧肢体软瘫无力。像这种情况就是中风，也就是平时西医所说的脑梗死、脑出血，因为中风导致了脑组织的损伤，所以会引起偏瘫等症状。

中医认为，中风的发生和饮食不节、情志过度、年老体衰等因素有关。病位在脑，病变涉及心、肝、脾、肾等脏腑，主要是由于脏腑阴阳失调、气血逆乱、上扰清窍、窍闭神匿、神不导气所导致的。至于中风后遗症也并不是不治之症，患者如果能够坚持药物治疗、针灸和适当的功能锻炼，能够加快恢复的速度和改善恢复的程度。

艾灸疗法在治疗中风后偏瘫上具有显著疗效，而且方法简便，经济负担也小，患者更易于接受。选穴方案主要以阳经温阳行气、舒筋通络为指导，偏重选择手足阳明、足太阴经的穴位，例如足三里、三阴交、曲池、肩髃、合谷、血海、手三里、阴陵泉等。同时可以选取少阳枢以通利关节，所以少阳经中的阳陵泉、外关、悬钟等也常作为次穴选用。具体选穴位置如下：

足三里穴是"足阳明胃经"的主要穴位之一，取穴方法如前所述（参见第 121 页）。艾灸足三里穴有温中散寒、健运脾阳、补中益气、宣通气机、导气下行的功效。

三阴交穴是足太阴脾经常用腧穴之一，为足三阴经（肝、脾、肾）的交会穴，取穴方法如前所述（参见第 116 页）。艾灸三阴交穴能够疏通肝、脾、肾三条经络，并有化生气血的功效。

阴陵泉穴属足太阴脾经，位于左右小腿内侧，胫骨内侧髁下缘与胫骨内侧缘之间的凹陷中。取穴时可以采用仰卧或者正坐的姿势，找到膝盖内侧横纹的地方向上摸，摸到突起的骨头，这就是大腿胫骨；然后沿着胫骨内侧向上一直找到胫骨转弯凹陷的地方，这就是阴陵泉穴。艾灸阴陵泉穴有健脾祛湿、理气活血、温中消肿、通经活络的功效。

阳陵泉穴属于足少阳胆经，位于左右膝盖斜下方，小腿外侧之腓骨小头稍前凹陷中。艾灸阳陵泉穴能有活血理气、祛湿健脾、通经消肿的效果，对下肢麻痹、腰痛、膝盖疼痛、坐骨神经痛等都有疗效。

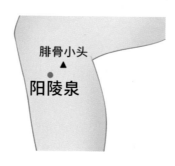

阳陵泉穴位置（双穴，图中仅标一侧作为示意）

肩髃穴属于手阳明大肠经，在左右肩部三角肌上，取穴的时候将手臂外展，或向前平伸，在肩峰前下方的凹陷处就能找到这个穴位。艾灸肩髃穴能够通利关节、疏散风热，对上肢不遂、肩痛不举等具有治疗作用。

合谷穴别名虎口，属手阳明大肠经。在左右手背第1、第2掌骨间，当第2掌骨桡侧的中点处。取穴时，用一只手的拇指指骨关节横纹，放在另一只手拇、食指之间的指蹼缘上，在拇指尖下就能找到这个穴位。艾灸合谷穴能温经散寒、活血化瘀，对口眼歪斜、头痛等有治疗作用，并可预防脑中风、脑内出血。

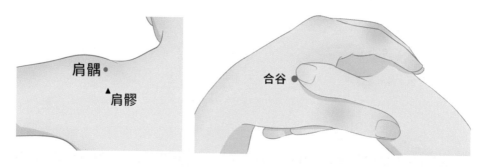

肩髃穴位置（双穴，图中仅标一侧作为示意）　合谷穴位置（双穴，图中仅标一侧作为示意）

血海穴属于足太阴脾经，在左右大腿内侧，髌底内侧端上两寸，当股四头肌内侧头的隆起处。取穴时可以屈膝，用掌心盖住膝盖骨（右掌按左膝，左掌按右膝），五指朝上，手掌自然张开，大拇指端下面就是血海穴。艾灸血海穴能够行气活血化瘀，改善下肢不利，对膝关节炎等也有治疗作用。

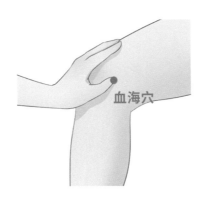

血海穴位置（双穴，图中仅标一侧作为示意）

手三里穴属于手阳明大肠经，在左右前臂背面桡侧，当阳溪与曲池连线上，肘横纹下两寸。取穴时可以采用坐姿，伸臂俯掌，先确定阳溪穴和曲池穴的位置，再从肘横纹沿阳溪与曲池的连线，向下量两横指（拇指）处，就是手三里穴。艾灸手三里穴能够通经活络，清热解毒，可用于治疗中风引起的上肢痿痹，臂神经损伤。

曲池穴属于手阳明大肠经，在左右肘横纹外侧端，屈肘，当尺泽与肱骨外上髁连线中点。取穴时可以屈肘，在肘横纹的尽头，按压时有酸胀感的地方，就是曲池穴。艾灸曲池穴可以起到舒筋通络、止痛的功效。

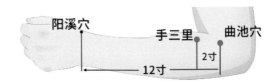

手三里、曲池穴位置（双穴，图中仅标一侧作为示意）

外关穴是手少阳三焦经的常用腧穴之一，位于左右前臂背侧，在前臂后区，当阳池与肘尖的连线上，腕背侧远端横纹上两寸，尺骨与桡骨间隙中点。取穴时可以伸前臂俯掌，在腕背横纹中点直上两寸，尺骨与桡骨之间的中点处，按压有酸胀感的地方就是外关穴。艾灸外关穴有联络气血、补阳益气的功效。

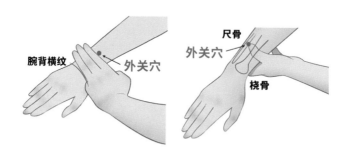

外关穴位置（双穴，图中仅标一侧作为示意）

悬钟穴属于足少阳胆经，在左右小腿外侧，当外踝尖上 3 寸，腓骨前缘。取穴时可以采取正坐垂足的姿势或卧姿，在外踝尖上 3 寸，腓骨后缘与腓骨长、短肌腱之间的凹陷处找到这个穴位。艾灸悬钟穴能够舒筋活络、清热生气、疏肝益肾，可用于缓解治疗半身不遂、腰腿疼痛、下肢瘫痪等。

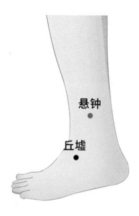

悬钟穴位置（双穴，图中仅标一侧作为示意）

在艾灸时，我们可以将艾条的一端点燃，放入艾灸罐中，放置在以上穴位的正上方，保持与皮肤 2~3 厘米的距离，每穴一柱；使用艾条时，以皮肤局部有温热感而无灼痛感为宜，一般每穴灸 10~15 分钟，以皮肤微微潮红为度。

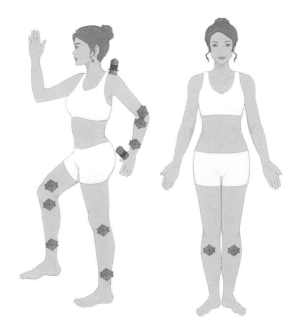

中风偏瘫艾灸（先灸阳后灸阴）

为了预防中风，中老年人平时要做好自我调理，比如要积极控制高血压，采取低盐、低脂饮食等。如果经常出现头晕头痛、肢体麻木的情况，或是偶尔出现语言障碍、肢体痿软无力的，要考虑可能是中风先兆，可以针刺足三里、风市等穴位，以起到防治作用。

第四章　艾灸，呵护亚健康人群

容易健忘，教你艾灸改善

近年来，大家肯定没少听过"亚健康"这个词，却没有把它当成一回事。其实，亚健康是介于健康与疾病之间的中间状态，如果我们不给予足够的重视，不及时采取干预措施，让它进一步发展下去，就会进入疾病状态，那时再进行治疗，往往要付出更大的代价。所以，我们一定不能轻视亚健康，要把它当成身体发出的警告，通过各种手段促使机体恢复到健康状态。

亚健康的表现是多种多样的，健忘就是其中之一。原本健忘算是一种老年常见病，可现在发病年龄却越来越低。一位患者刚满 24 岁，是某公司的白领，最近就经常出现健忘问题，不是忘记拿东西，就是做事丢三落四的，可他以前并不是这样的。患者自己也很烦恼，怀疑自己是否得了什么病，还担心健忘的问题难以解决。

其实，这种健忘不是记忆功能的损伤，也不是疾病（如抑郁症、精神分裂症、心功能不全等）导致的记忆力减退，而是短暂的记忆障碍，持续时间超过两周但一般不会超过两个月，通过适当的预防和护理是可以恢复正常的。

不过，我们还是要对此症提高警惕，因为让健忘继续发展下去，容易引发注意力不集中、头昏脑涨、神疲乏力、心悸不寐、腰酸乏力等症状，还会影响工作学习的效率。

　　引起这种健忘的原因有很多种，比如工作学习竞争激烈、任务繁重、家务劳动繁多，导致思想压力大，精力往往不易集中；再如平时作息不规律，睡眠时间不固定、活动又过少，特别是脑力活动、集体活动、社交活动过少等，都可能引起健忘。另外，身体状况不良、劳累过度、体质不佳等也会引发健忘。

　　在中医看来，健忘和心、脾、肾、肝关系密切。《医方集解·孔圣枕中丹》指出："人之精与志，皆藏于肾，肾精不足，则志气衰，不能上通于心，故迷惑善忘也。"《三因极——病证方论·健忘证治》也提出："脾主意与思，意者记所往事，思则兼心之所为也。……今脾受病，则意舍不清，心神不宁，使人健忘，尽心思量不来者是也。"可见健忘可由心脾不足、肾精虚衰等原因引起，治疗时一般以养心血、补脾肾为主。而艾灸心俞、脾俞、神门、气海等穴位，能够起到这样的效果，有助于改善健忘症状。

　　心俞穴的取穴方法如前所述（参见第147页）。艾灸心俞穴有养心安神、宁心定惊的功效，可以有效缓解心痛、惊悸、咳嗽、吐血、失眠、健忘等。

　　脾俞穴的取穴方法如前所述（参见第120页）。艾灸脾俞穴可以利湿升清、健脾和胃、益气壮阳，改善脾虚引起的健忘症状。

　　神门穴在左右手腕部，腕掌侧横纹尺侧端，尺侧腕屈肌腱的桡侧凹陷处。取穴时伸肘仰掌，用力握拳；在手前臂内侧可触摸到一条大筋（尺侧腕屈肌腱）；在近掌侧腕横纹上，这条筋的内侧，就能找到神门穴。艾灸神门穴，不仅能够安神定志、改善睡眠，还能补益心气、

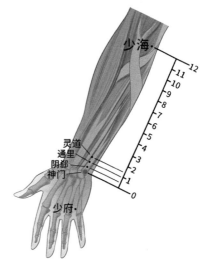

神门穴位置
（双穴，图中仅标一侧作为示意）

改善健忘症状。

气海穴的取穴方法如前所述（参见第 121 页）。艾灸气海穴能够补气理气、益肾固精，可改善肾精虚衰引起的健忘症状。

在艾灸时，我们可以将艾条的一端点燃，放入艾灸罐中，放置在以上穴位的正上方，保持与皮肤 2~3 厘米的距离，每穴一柱；使用艾条时，以皮肤局部有温热感而无灼痛感为宜，一般每穴灸 10~15 分钟，以皮肤微微潮红为度。

在艾灸的同时，健忘人群还要合理安排饮食，平时要多进食一些含有卵磷脂的食物，卵磷脂能增强脑部活力，延缓脑细胞老化。像蛋黄、豆制品等含有丰富的卵磷脂，可以适量进食；也可以多吃碱性的和富含维生素的食物，对改善大脑功能有一定作用，像豆腐、豌豆、油菜、芹菜、莲藕、牛奶、白菜、卷心菜、萝卜、土豆、葡萄等属于碱性食物，新鲜蔬菜、水果，如青椒、黄花菜、草莓、金橘、猕猴桃等都含有丰富的维生素；再有要注意补充含镁食品，因为镁能使核糖核酸进入脑内，而核糖核酸是维护大脑记忆的主要物质，像豆类、荞麦、坚果类、麦芽等都含有丰富的镁。此外，健忘人群还可以适当进食一些补益食品，如人参、枸杞子、胡桃、桂圆、鱼等。

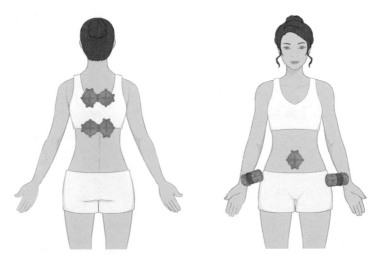

健忘艾灸（先灸阳后灸阴）

饮食减少，用艾灸增强食欲

在生活中，有些人平时突然出现饮食减少的情况，有的食量比平时明显减少，有的胃口变差，不思饮食。这种情况不是疾病（如胃肠道器质性疾病、全身各系统疾病、因减肥所致厌食症、肿瘤晚期等）引起的，持续时间也不长，一般不超过半个月，属于亚健康表现。

一位 30 岁的患者在某上市公司工作，平时工作压力大，患者为了节省时间，中午很少下楼就餐，往往随便吃点零食，或是叫外卖当午餐。随着时间的推移，患者的食欲开始下降，有时候来到餐桌前，看到桌上摆满可口的食物，患者却没有什么动筷子的欲望。这种情况持续了一个星期，患者的家人非常担心，患者自己也害怕是患上了疾病。

其实出现饮食减少的原因有很多，除了疾病影响外，不良的饮食习惯、精神压力大、身体状况不良等也可能成为饮食减少的"罪魁祸首"。像这位患者就是因为饮食不规律、三餐不到位，损伤了脾胃功能，引发了饮食减少。还有人是平时喜食肥甘厚味、辛辣刺激的食物，或是饮食过饱，或是吃了不易消化的食物等，都会引起饮食减少。也有人是因为平时情志不畅、精神紧张，导致脾胃运化失调，引起了饮食减少。还有因为过度劳累，造成脾胃虚弱，也会引发这种情况。

饮食减少在中医上归属于脾胃病，可由伤食、湿阻、脾胃虚弱、肾阳虚衰等原因引起，临床除见到饮食减少外，还伴有食后腹胀、面色萎黄、气短懒言、大便稀薄等症状。治疗时也要根据相应的症状消食导滞，运脾祛湿或是补脾益气，或是补肾扶阳等。艾灸适当的穴位就可以达到这样的效果，具体来看，饮食减少常用的艾灸穴位有中脘、神阙、胃俞、足三里等。

中脘穴的取穴方法如前所述（参见第 113 页）。艾灸中脘穴可以温中补虚、调和脾胃，对腹胀、腹痛、消化不良、食欲不振、便秘、腹泻等都有一定的治疗作用。

神阙穴的取穴方法如前所述（参见第 113 页）。艾灸神阙穴能够补肾纳气，温中健脾，对于食欲不振、消化不良、恶心、呕吐等都有一定的治疗作用。

胃俞穴在背部，当第 12 胸椎棘突下，左右旁开 1.5 寸。取穴时可以正坐或俯卧，找到两侧骨盆最高点（髂嵴最高点）连线与后正中线的交点处，为第 4 腰椎棘突；再从第 4 腰椎棘突垂直往上推 4 个椎体，即第 12 胸椎棘突；在第 12 胸椎棘突下有一凹陷，此凹陷旁开两横指，即食指（示指）、中指并拢，以中指近端指间关节横纹水平的二指宽度为 1.5 寸，就是胃俞穴。艾灸胃俞穴能够健脾和胃、理中降逆，可用于缓解消化不良、胃痛等症状。

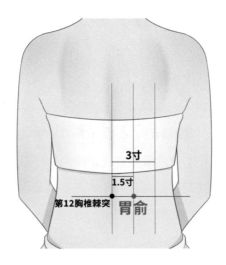

胃俞穴位置（双穴，图中仅标一侧作为示意）

足三里穴的取穴方法如前所述（参见第 121 页）。艾灸足三里穴可强健脾胃，增强消化能力，改善如胃胀、胃痛、腹胀、便秘、消化不良、食欲不振等。

我们在艾灸时，可以先将艾条的一端点燃，放入艾灸罐中，放置在以上穴位的正上方，距离皮肤 2~3 厘米，每穴一柱；使用艾条时，以皮肤局部有温热感而无灼痛感为宜，一般每穴灸 10～15 分钟，以皮肤微微潮红为度。

在艾灸之余，有饮食减少问题的人还要注意培养良好的饮食习惯。首先，饮食上要注重色、香、味、形和营养的搭配，选购食物时要注意不断变换花色、品种，菜肴也应当清淡爽口，色泽鲜艳，并可适当选择具有酸味和辛香的食物，以便增强食欲。

其次，要及时调控膳食结构，注意多食用含锌的食物。而动物性食品如牛肉、羊肉、猪肉等是锌的主要来源，鱼肉及其他海产品中含锌也不少。

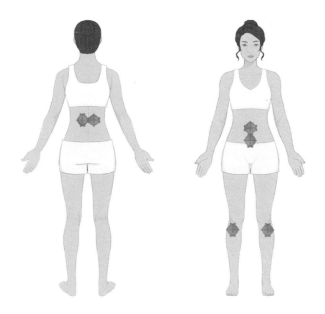

饮食减少艾灸（先灸阳后灸阴）

最后，要避免过多食用对胃黏膜有损伤的食物，如油炸食品、辣椒、芥末、浓茶、浓咖啡、酒及过热、过甜的食物。

此外，要注意避免睡前进食，平时还要少吃零食，也不要多吃太凉的食物。在进食时还要养成细嚼慢咽的习惯，以增加唾液分泌，有助于消化，也能够增加食欲。

情绪低落，让艾灸找回"阳气"

一说到亚健康，大家可能会先想到食欲不振、消化不良、疲乏无力、头晕头痛这些躯体性亚健康的症状，但心理性的亚健康如情绪低落等同样不可小视。有的人在身体健康的情况下，出现了情绪低落、兴趣丧失、没有愉快感的症状；或是精力减退，常有无缘无故的疲乏感；或是自我评价过低，时常自责或有内疚感等。这并不是"作"，而是出现了心理性亚健康。

引发情绪低落的原因有不良生活事件、外界环境改变、身体状况不良等。比如丧偶、离婚、婚姻不和谐、失业、工作变动、家庭成员去世等，或工作强度增加，生活节奏加快，造成了强烈的心理、精神压力，就会导致情绪低落。再如外界的光污染、噪声污染，或长期寒冷的冬天、持续的阴雨天气等也容易诱发情绪低落；此外，营养的变化、激素水平的改变以及女性月经前期也可能出现情绪低落。

一位27岁的患者有一份令人羡慕的工作，家庭也很幸福，但她最近却经常抱怨"真累！真烦！"。如果问她为什么感到烦恼，她又说不清楚，总觉得做什么都累，每天下来疲惫不堪，即使面对一些以前感兴趣的事情，也提不起劲来，面容也显得疲惫、憔悴。

这位患者已经表现出了情绪低落、身体乏力等心理性亚健康的症状，很可能就是因为工作、生活压力大引起的。对此需要提起足够的重视，并要进行必要的自我调整，否则任其发展，就有引发心理疾病（像抑郁症就是以显著而持久的心境低落和意志活动减退为主要表现的，还常常会伴有思维迟钝、睡眠障碍、食欲降低、躯体疲软等症状）的危险。

在中医看来，情绪低落、身体乏力等低能量表现均与机体的阳气不足有关。在《素问·生气通天论》中有记载："阳气者，若天与日，失其所则折寿而不彰。"这句话的意思是说，阳气就像天上的太阳一样重要。如果阳气不足，就会致使身体衰老加快、影响健康。阳气不足也会出现精神不振的现象，明明没有生病，但整个人的精神状态却越来越低迷，无论干什么兴致都不高，身体提不起劲。这时候，我们可以尝试中医艾灸，因为，灸法有很好的补阳气的作用，对情绪低落有比较好的调治作用，能让你的心情"雨过天晴"。

具体来看，情绪低落时，可以艾灸大陵、神门、心俞、百会等穴位。

大陵穴在左右腕掌侧远端横纹中央，掌长肌腱与桡侧腕屈肌腱之间。取穴时可以正坐，伸臂握拳，微屈手腕，在近掌侧腕横纹中点，两筋之间的凹陷处找到大陵穴。艾灸大陵穴能够清心泻火，宁心安神，有助于改善低落的情绪。

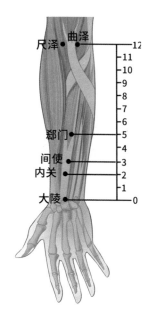

大陵穴位置（双穴，图中仅标一侧作为示意）

神门穴的取穴方法如前所述（参见第 155 页）。艾灸神门穴能够宁心安神、清心调气，对情绪低落、心情烦闷等有很好的改善作用。

心俞穴的取穴方法如前所述（参见第 147 页）。艾灸心俞穴有宁心安神、理气调血、宽胸理气的作用，可改善情绪低落、失眠、心痛、心悸等。

百会穴的取穴方法如前所述（参见第 118 页）。艾灸百会穴能够开窍醒脑、激发或增加体内的阳气，因而可以调节精神状态、缓解焦躁情绪。

大椎穴的取穴方法如前所述（参见第 140 页）。艾灸大椎穴能够通阳解表、清脑宁神、消除疲劳，有助于改善情绪、增强身体的免疫力。

期门穴的位置如前所述（参见第 137 页）。艾灸期门穴能疏泄肝胆，理气解郁，有助于改善心烦气躁、闷闷不乐、时常叹息等症状。

风池穴在项部左右，当枕骨之下，与风府相平，胸锁乳突肌与斜方肌上端之间的凹陷处。取穴时可以正坐或俯卧，在后头骨下两条大筋外缘摸到两凹陷；此凹陷大致与耳垂齐平，用力按压有酸胀感，就是风池穴。艾灸风池穴有疏风散寒、醒脑解郁的作用，不仅有助于镇定情绪、缓解紧张，还能缓解因供血不足引起的头痛、头晕。

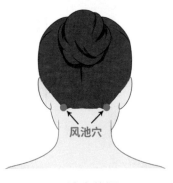

风池穴位置

在艾灸时，我们可以将艾条的一端点燃，放入艾灸罐中，放置在以上穴位的正上方，距离皮肤 2~3 厘米，每穴一柱；使用艾条时，以皮肤局部有温热感而无灼痛感为宜，一般每穴灸 10~15 分钟，以皮肤微微潮红为度。

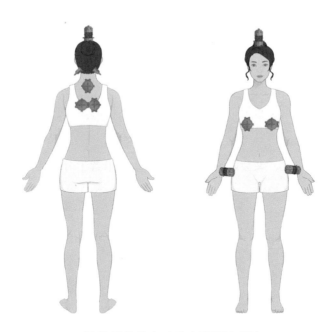

情绪低落艾灸（先灸阳后灸阴）

当然，情绪低落患者也要学会自我心理调适。比如，要对自己的性格有清楚的认识，树立乐观开朗的人生态度，遇到问题不钻牛角尖。再如，感觉情绪低落时，要学会分析原因，并要积极寻求解决问题的方法。

此外，情绪低落患者要做好生活调理。首先，要养成良好的睡眠习惯，并且要保证睡眠质量，这有利于消除身体疲劳，缓解精神紧张，避免情绪低落；其次，平时还要进行运动调养，并可以适当参加打篮球、踢足球等团队体育活动，每天早晨可以散步2~3千米，以放松心情；最后，在饮食上，可以多食用富含维生素和氨基酸的食品，这可促使去甲肾上腺素分泌，有利于维持正常情绪。

艾灸驱寒，让你不再怕冷

怕冷本来是一种正常现象，可要是外在环境并不是特别寒冷，人体也没有受到疾病因素（如贫血、低血压病、甲状腺功能减退、内分泌失调等）的影响，却出现了比正常人更容易畏寒怕冷的情况，就要考虑亚健康的问题了。

一位34岁的患者在某公司从事文案工作，有时一坐就是一天。从一年前，她发现自己特别容易畏寒怕冷。冬天手脚总是冰凉的，放在被窝里焐上很长时间都焐不热，不得不一直开着电热毯。夏天办公室开了空调，她又总觉得温度太低，可要调高温度，又会影响其他同事。这让患者十分苦恼，不知道为什么自己会比别人更容易怕冷。

像这位患者的情况就属于亚健康的畏寒怕冷，而这与几种原因有关。比如，人体的血液中甲状腺素水平偏低，或血液中铁含量降低，红细胞中血红蛋白含量下降；再如，血液末梢循环障碍，血液运行不畅，或长期吸烟造成外周血液循环不畅，以动脉微循环不畅引起的畏寒怕冷最为明显；还有，饮食过少，导致热量摄入不足；此外，肾上腺功能不足，肾上腺分泌功能有所下降等，都会引发畏寒怕冷。

在中医看来，畏寒怕冷有外因也有内因：外因是身体受到外在寒邪的侵袭，也就是俗称的"着凉"；内因则是自身的阳气虚弱，身体的机能失调等。《黄帝内经》就有"阳虚则外寒"之说，指的是素体阳虚的人，脏腑功能减弱，不能温养脏腑四肢，热能产生不足，自然会表现出畏寒怕冷的症状，而艾灸可以调节阳虚、平衡阴阳，对畏寒怕冷有较好的改善作用。

具体来看，畏寒怕冷者，可以艾灸关元、命门、膝阳关、昆仑等穴位。

关元穴的取穴方法如前所述（参见第116页）。艾灸关元穴能够温补阳气、固护人体正气、祛除外邪，可用于治疗畏寒怕冷、肢端冷痛、乏力、说话无力、气短懒言等。

命门穴的取穴方法如前所述（参见第128页）。艾灸命门穴能够温阳益气、壮阳补肾，对畏寒怕冷、全身冰凉、腰部酸胀等有改善作用。

膝阳关穴在左右膝外侧，当阳陵泉上3寸，股骨外上髁上方的凹陷处。取穴时可以采取坐姿，屈膝成90度；在膝盖外侧可摸到一个突起的高骨，即股骨外上髁；在该髁上方可触及一个凹陷处，就是膝阳关穴。艾灸这个穴位有疏风散寒、舒筋活血的功效，不但能够改善畏寒怕冷，还能改善膝髌肿痛、小腿麻木等。

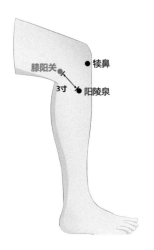

膝阳关穴位置（双穴，图中仅标一侧作为示意）

昆仑穴在左右足外踝后方，当外踝尖与跟腱之间的凹陷处。取穴时可以正坐垂足着地或俯卧；在外踝尖与脚踝后的跟腱之间可触及凹陷处，按压有酸胀感的地方就是昆仑穴。艾灸昆仑穴对膝关节怕冷发凉非常有效。

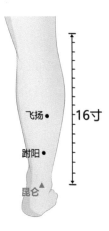

昆仑穴位置（双穴，图中仅标一侧作为示意）

在艾灸时，我们可以将艾条的一端点燃，放入艾灸罐中，放置在以上穴位的正上方，距离皮肤 2~3 厘米，每穴一柱；使用艾条时，以皮肤局部有温热感而无灼痛感为宜，一般每穴灸 10~15 分钟，以皮肤微微潮红为度。

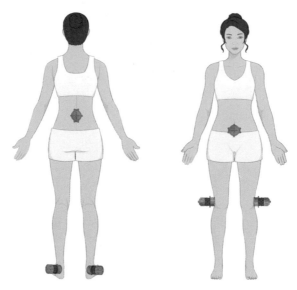

畏寒怕冷艾灸（先灸阳后灸阴）

在艾灸的同时，畏寒怕冷人群也要注意做好日常保健工作：首先，要加强身体锻炼，可以练一练太极拳、八段锦等，平时多揉搓双手，促进血液循环。这些身体锻炼需要长期坚持，但应避免过于剧烈的运动。其次，要多进食高蛋白高热量的食物，如羊肉、牛肉、鱼、蛋等；少食寒冷食物，如冰激凌、冰啤酒等；少食性寒的食物，如豆腐、海带等。最后，还要避免穿着紧身衣和紧身裤，以免妨碍血液循环。冬天应戴手套、护膝等，以加强保暖。

此外，畏寒怕冷人群可以借助洗浴和按摩，改善血液循环。每天晚上不妨用盐水来足浴，时间以 10~20 分钟为宜。具体的方法是在桶中倒入没过脚踝 10 厘米的温水（38~40 摄氏度），再放入半杯粗盐，搅拌均匀。5 分钟后再加入温水没过膝下的足三里穴，再过 10 分钟后再加水，让水位提高到膝盖部位。最后用温水将脚上的残留盐分洗净即可。

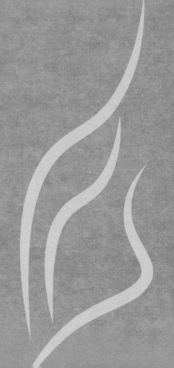

第五部分

融入生活的艾灸养生

第一章 对症艾灸，解决常见不适

风寒感冒不妨试试艾灸

感冒是生活中常见的疾病，论发病之广、个体重复发病率之高，其他任何疾病都无法和它相比。它一年四季都可能出现，一旦感冒来袭，人们常有头痛、发热、鼻塞、咳嗽、打喷嚏之类的症状，让人觉得很不舒服。

在中医看来，感冒是感受触冒"风邪"或时行的病毒，引起肺卫功能失调，从而出现一系列症状。《素问·骨空论》就说过："风从外入，令人振寒，汗出头痛，身重恶寒。"这是在说风寒病邪引发的感冒。隋代的《诸病源候论·风热候》则指出："风热之气，先从皮毛入于肺也。……其状使人恶风寒战，目欲脱，涕唾出，……七八日，微有青黄脓涕。"这里所说的就是风热病邪引发的感冒。

不同类型的感冒，治疗方法也应当是不同的。就像艾灸，适用于风寒感冒。风寒感冒多是因卫气不足，风寒之邪侵袭体表而引起的，我们可以从症状上来分辨，风寒感冒的患者经常打喷嚏、流清涕、有清痰、鼻塞、咳嗽声重，此外还有颈项强痛（头后部疼痛，连带颈部转动不灵活）、畏寒怕冷（穿厚衣服或盖厚被子才觉得舒服）等特点。艾灸具有温经通络、祛寒逐湿，提高免疫力的作用，所以出现风寒感冒时，艾灸能够缓解症状。

一位 42 岁的患者因搬东西出汗后受凉，随后出现了鼻塞、流清涕、恶寒、头痛、项背及四肢酸楚不适等症状。就诊时体温达到37.5摄氏度，但咽部微红，扁桃体无肿大，舌淡，苔薄白。

我们诊断为风寒感冒，为她取穴进行隔姜灸，每穴灸7~9壮，每日1次。灸后患者自感身体轻松了不少，鼻塞和流清涕等症状也明显缓解。像这样灸治3日后，患者的风寒感冒症状都已祛除。

像这位患者就是因受凉导致风寒袭表，肺失宣肃，引发了感冒，选取适当的穴位，进行艾灸治疗，可以疏风解表、温阳散寒，能够促进感冒的好转。

具体来看，风寒感冒患者可以艾灸大椎、合谷、肺俞这几个穴位。

大椎穴的取穴方法如前所述（参见第140页）。艾灸大椎穴能通阳解表、疏风散寒，对风寒感冒非常适用。

合谷穴的取穴方法如前所述（参见第150页）。艾灸合谷穴能够益气固表、清热、止痛，可以治疗风寒感冒引起的鼻塞、流鼻涕、头痛等。

肺俞穴的取穴方法如前所述（参见第143页）。艾灸肺俞穴能够祛风解表、宣肺止咳，可以治疗风寒感冒引起的咳嗽。

在艾灸时，我们可以将艾条的一端点燃，放入艾灸罐中，放置在以上穴位的正上方，保持与皮肤2~3厘米的距离，每穴一柱；使用艾条时，以皮肤局部有温热感而无灼痛感为宜，一般每穴灸10~15分钟，以皮肤微微潮红为度。

艾灸的同时，我们要注意调整饮食和生活方式。首先，要避免食用生冷、寒凉的食物，以免影响疗效、加重症状；其次，可以多喝温开水，并要注意保暖，避免再次"着凉"；最后，我们要进行适当的体育锻炼，以振奋阳气，提升免疫力。此外，服用药物前需要先辨明是风

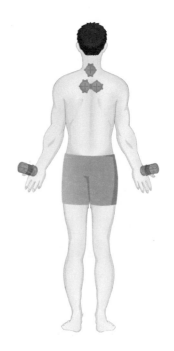

风寒感冒艾灸

寒还是风热感冒，如不能确定的，要尽早去医院就诊，然后进行对症治疗。

过敏性鼻炎来袭怎么办

在生活中，有的人深受过敏性鼻炎的折磨，每到换季的时候，他们就会不断地流鼻涕、打喷嚏，还有鼻塞、鼻痒的症状，严重的时候甚至会觉得无法呼吸，有时就连嗅觉、听力也会受到影响，还可能引起头痛、食欲不振、易疲倦、记忆力减退和失眠等。

从中医的角度来讲，过敏性鼻炎与肾、肺、脾等脏腑有着重要的关系。比如肺气虚寒，造成卫气不固，也就是人体的抵抗力下降，风寒容易乘虚而入，犯及鼻窍，从而引发一系列症状；再如脾气虚弱，导致气血化生不足，也会造成抵抗力下降，无力抵挡外邪的侵入；再有肾阳不足，无法从源头补充卫气，也容易出现过敏性鼻炎。

一位 22 岁的患者，有两年的过敏性鼻炎病史，每年都要发作六七次，多发作在秋冬换季或早晨起床气温低的时候。

为了缓解症状，患者曾服用过很多种抗过敏药物，但效果都不理想。患者实在不堪忍受，决定向中医求助。我们在诊断中注意到患者有乏力、懒言、食欲不振、面色无华、大便稀溏、苔薄白等症状，判断为脾气虚弱引发的过敏性鼻炎。在治疗时，除了用中药补脾益气外，还可以用艾灸来予以改善。经过一段时间的治疗，患者鼻痒、流鼻涕、打喷嚏的症状就几乎消失了，换季的时候也没有以前那么难受了。

因肺气虚寒、肾阳不足引起的过敏性鼻炎，也可以用艾灸来进行辅助治疗。一方面，能够调理脏腑，使肺、脾、肾的功能恢复正常；另一方面，能温经散寒，消毒、杀灭病菌，对治疗过敏性鼻炎有很好的效果。

具体来看，过敏性鼻炎患者可以艾灸肺俞、脾俞、肾俞、印堂、大椎、足三里等穴位。

肺俞穴的取穴方法如前所述（参见第 143 页）。艾灸肺俞穴能够扶正祛邪、疏风解表、宣通肺窍，适用于肺气虚寒型的过敏性鼻炎。

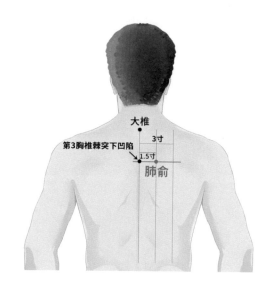

肺俞穴位置（双穴，图中仅标一侧作为示意）

脾俞穴的取穴方法如前所述（参见第 120 页）。艾灸脾俞穴能够健运脾胃，加强机体对营养物质的消化吸收和利用，从而可以补养气血、增强体质，适用于脾气虚弱型的过敏性鼻炎。

肾俞穴的取穴方法如前所述（参见第 117 页）。艾灸肾俞穴能够温肾助阳、祛除虚寒，适用于肾阳不足型的过敏性鼻炎。

印堂穴在两眉头连线的中点处。艾灸印堂穴能够清头明目，通鼻开窍，可以缓解过敏性鼻炎引发的鼻塞、流鼻涕等症状。

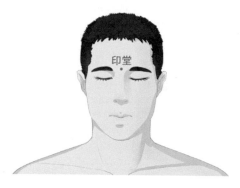

印堂穴位置

大椎穴的取穴方法如前所述（参见第 140 页）。艾灸大椎穴能够祛风散寒、解表开窍，还能提升阳气，有助于治疗外感风寒之邪引起的过敏性鼻炎等疾病。

足三里穴的取穴方法如前所述（参见第 121 页）。艾灸足三里穴能够调理脾胃，提高人体免疫力。

上述各穴可采用温和灸法，艾灸头部穴位时可躺可坐，艾灸背部穴位时可俯卧，艾灸腿部穴位时可躺，也可伸直双腿坐着。灸时由施灸者先点燃艾条的一端，手执艾条对准穴位，距离皮肤 2~3 厘米施灸，每日灸 1 次，每次 15 分钟，以皮肤微潮红为度。

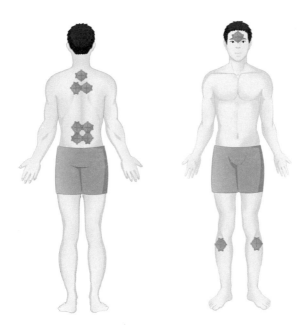

过敏性鼻炎艾灸（先灸阳后灸阴）

在治疗的同时，我们也要注重对过敏性鼻炎的提早预防。为此，患者平时应注意减少与过敏原（如花粉、灰尘、烟雾、霉菌等）的接触，同时要注意鼻腔卫生，可以经常用生理盐水清洗鼻腔。在饮食上，则要少吃可能引起过敏的食品，比如一些辛辣刺激性的食物或是添加了过多的人工色素和添加剂的食物等。此外，患者可以适当增加户外活动，以增强身体素质，有助于预防过敏性鼻炎。

各种腹泻的艾灸疗法

腹泻，也就是大家常说的"拉肚子"，听上去是个小毛病，可腹泻一直不好，就会成为大问题。比如长期腹泻会引起营养不良、维生素缺乏、贫血、免疫力低下等，不得不防。

从中医的角度来看，腹泻的病理因素主要是"湿"，主病之脏主要在脾。也就是说，腹泻多是由脾胃运化功能失职，湿邪内盛引起的，治疗上一般采用健脾化湿的方法。不过，中医治病要分虚实寒热，所以腹泻又不能一概而论，而是要辨证分为寒性腹泻、热性腹泻、食滞肠胃型腹泻、肝郁腹泻、脾虚腹泻和肾阳虚衰型腹泻。

有位 30 岁的患者，平时饮食贪凉，喜欢吃凉菜，喝冰冷的啤酒、饮料等。患者有慢性腹泻的问题，最近一年来，每天早上醒来的第一件事就是去卫生间"一泻如注"。平时工作、生活中，因为突如其来的腹泻，没少出现尴尬情况。更糟糕的是，患者还出现了几次早泄，让他十分焦虑。

我们在诊断后，认为患者属于脾虚腹泻，主要是因为饮食过凉，久而久之损伤脾阳，使脾不能正常地运化水湿，导致肠道水湿过剩，就会出现腹泻。脾是后天之本，脾阳受损也会损及肾阳，所以患者会出现早泄的症状。

对于这种脾虚腹泻，我们在对患者进行艾灸治疗时，选取了神阙穴以祛风散寒、温补脾肾，同时叮嘱患者改变不良饮食方式，做好生活调理。一个月后，患者有明显的好转。

至于其他类型的腹泻，也可以通过艾灸进行调理，但一定要辨明症状，再对症选择适当的穴位。

第一，寒性腹泻。其主要症状就是一受寒凉就腹泻。可艾灸神阙、关元、足三里等穴位。

神阙穴的取穴方法如前所述（参见第 113 页）。艾灸神阙穴能够温阳健脾、理肠止泻。

关元穴的取穴方法如前所述（参见第 116 页）。艾灸关元穴能够温通阳气、温经散寒。

足三里穴的取穴方法如前所述（参见第 121 页）。艾灸足三里穴能够补中益气、扶正祛邪。

上述穴位可用艾灸罐来灸，每穴一罐，待艾条燃烧完即可；也可以使用艾条温和灸，每穴灸 10~15 分钟；还可以用隔姜灸，每次每穴灸 3~5 柱。

第二，食滞肠胃型腹泻。这种腹泻多见于积食后，一般症状有腹痛肠鸣，粪便黏稠秽臭、伴有不消化的食物。便后腹痛减轻，但腹部有胀满感，还可能有反酸嗳气、不思饮食等症状，可艾灸中脘、关门、小肠俞等穴位。

中脘穴的取穴方法如前所述（参见第 113 页）。艾灸中脘穴能够消食导滞、和胃健脾。

关门穴取穴时，要先从肚脐沿前正中线向上量 4 横指，再水平左右旁开两横指（拇指）。艾灸关门穴能够调理肠胃、理气止痛。

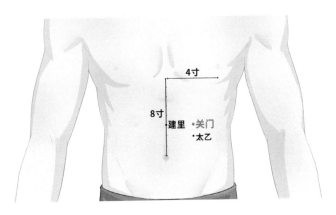

关门穴位置（双穴，图中仅标一侧作为示意）

小肠俞穴的位置在骶部，当骶正中嵴左右旁开 1.5 寸，平第 1 骶后孔。取穴时可以让患者俯卧，从骨盆后面髂嵴最高点摸向内下方骶角两侧，直到触及一个高骨突起处，即髂后上棘；然后找到和这个高骨平齐的髂骨正中突起处，就是第 1 骶椎，从第 1 骶椎旁开两横指，就是小肠俞穴。艾灸小肠俞穴能够外散小肠腑之热，达到止泻的目的。

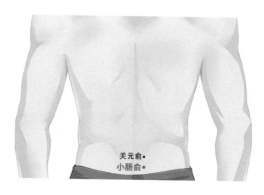

小肠俞穴位置（双穴，图中仅标一侧作为示意）

上述穴位可以采用隔姜灸。艾炷如枣核大，每穴灸 5~7 壮，每日两次。

第三，肝郁腹泻。这种腹泻多和情绪相关，大多由恼怒、紧张等情绪诱发，生活中常见患者一紧张、一着急，就想拉肚子，平时还有胸胁闷痛、腹痛肠鸣等症状。可艾灸肝俞、期门等穴位。

肝俞穴的取穴方法如前所述（参见第 129 页）。艾灸肝俞穴能够疏肝理气止痛。

期门穴的取穴方法如前所述（参见第 137 页）。艾灸期门穴能够健脾理气、疏肝止痛。

对以上穴位可以进行温和灸，每次每穴灸 20 分钟，每天一次。

第四，脾虚腹泻。这种腹泻的特点是大便不成形，吃的食物也不易消化，基本上是"吃什么就拉什么"，而且每次吃了生冷油腻或难以消化的食物，腹泻就会加重，并且会有腹部隐痛、喜暖喜按、胃口不佳、饭后易腹胀等症状。

除了艾灸神阙穴外，还可以艾灸阴陵泉、下巨虚等穴位。

阴陵泉穴的取穴方法如前所述（参见第 132 页）。艾灸阴陵泉穴有健脾益肾、利水渗湿的功效。

下巨虚穴的位置在左右犊鼻（膝眼）下 9 寸处，距胫骨前缘一横指。艾灸下巨虚穴能够调理肠胃，调和气血。

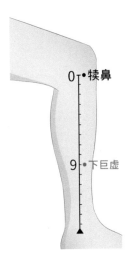

下巨虚穴位置（双穴，图中仅标一侧作为示意）

对以上各穴可以进行温和灸，每次每穴 15 分钟左右，每日 1~2 次。

第五，肾阳虚衰型腹泻。这种类型的患者每天叫醒他们的不是闹钟，而是便意。每天早晨四五点就得起床大便，伴有隐隐腹痛，泻后疼痛感有所减轻，并伴有腰膝酸软、四肢不温、小便清长、夜尿多、精神不振等症状。由于腹泻多发生于五更时分，所以也被称为"五更泻"。可艾灸命门、关元等穴位。

命门穴的取穴方法如前所述（参见第 128 页）。艾灸命门穴有温肾阳、温中补虚的功效。

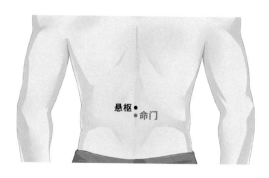

命门穴位置

关元穴的取穴方法如前所述（参见第 116 页）。艾灸关元穴有温助阳气、固护正气的功效。

对以上各穴可用艾灸罐来灸，每穴一罐，先灸背部穴位，再灸腹部穴位，待艾条燃烧完即可。也可使用艾条温和灸，每穴 10~15 分钟；还可以用隔附子灸，每次每穴 3~5 柱。

需要提醒的是，如果接受了艾灸治疗，腹泻症状未见明显改善，同时身体已经丢失大量水分、电解质及营养物质，出现了严重不适，就需要尽快去医院就诊。

治疗水肿小妙招

在日常生活中，有些人经常会出现腿肿、脚肿、眼睑浮肿的情况。这时候有人就会比较担心，怀疑自己是不是患上了某种疾病。

其实，水肿有生理性的，也有病理性的。像头一天吃得过咸，或是喝了太多的水，或是长时间坐着或站着不动后，身体会出现轻度水肿，这属于生理性水肿，几个小时就能逐渐消散。

有些水肿却是疾病造成的，像心脏病、肝肾疾病等都可能引发水肿，也有因为营养不良、内分泌失调等造成的水肿，这种病理性水肿就不容易消退，需要根据病因对症治疗。

在中医看来，水肿是指因感受外邪或饮食劳倦，使肺失通调、脾失转输、肾失开阖、膀胱气化不利，导致体内水液潴留，泛滥肌肤的一种病症。根据水肿的临床表现，中医把它分为"阳水"和"阴水"两类。我们进行艾灸时，应当辨明症状，再选取适当的穴位，才能取得较好的治疗效果。

一位52岁的患者，双下肢水肿已超过半年，近半月症状加重。我们接诊时，发现患者双下肢肌肤按下后有凹陷，恢复速度较慢。同时患者有脘腹胀满、面色少华、四肢倦怠、神疲乏力的症状。患者自述夜间难以入睡，食欲也不好，而且有大便稀软、小便频繁的情况。

从这些症状可以判断是水肿中的"阴水"，具体的病因是脾肾阳虚。我们在治疗时采用健脾温肾、化气利水的方法，选取了两组穴位，交替施灸，每天灸两次，同时配合针刺治疗。一段时间后，患者双下肢水肿已经消除大半，精神也有明显好转，食欲、睡眠均好于治疗前。

这位患者的水肿表现是发病较缓，多从脚背先肿，下半身症状更为明显，按之凹陷恢复较慢，可以判断为"阴水"，多见于正气虚弱，多病久病之人；发病较急，多从头面部先肿，上半身症状更为明显，按之凹陷恢复较快者，就属于"阳水"，多见于青壮年。

对于"阳水"患者，我们可以选取背俞穴与足太阴经穴的穴位，以发散利水，如肺俞、三焦俞、阴陵泉、水分等穴位，对风热偏盛者还可以配合针刺（泻法）；对胸中烦闷者，可加灸内关穴；对小便不利者，可加灸三阴交穴。

在艾灸时，我们可以选用艾炷灸，每穴施灸3~5壮，每日一次，10次为一个疗程；也可以采用艾条灸，每穴灸15~20分钟，每日灸一次，10次为一个疗程；还可以尝试灯火灸（用灯芯草蘸植物油点火后在穴位上直接点灼的灸法），用明灯爆灸法（点燃蘸有植物油的灯芯草后，对准选灸穴位，直接点触在穴位上，一触即离去，以听到爆响之声为成功，这就是一壮），每日灸一次，每穴灸一壮，连续灸至病愈。

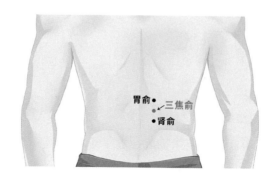

三焦俞穴位置（双穴，图中仅标一侧作为示意）

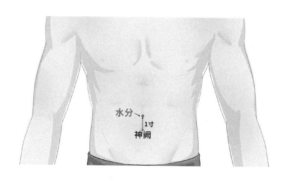

水分穴位置

对于"阴水"患者，我们多取任脉、足阳明经穴及背俞穴，以健脾化湿、温肾利水，如脾俞、肾俞、足三里、命门、水分、气海、复溜等穴位。有恶心症状者，可以加灸内关穴；有脘痞（上腹部胀满）者，可以加灸中脘穴；尿少者可以加灸阴陵泉、膀胱俞穴。

在艾灸时，我们可以选用艾炷灸，每穴施灸5~7壮，每日一次，10次为一个疗程；也可以采用艾条灸，每穴灸15~20分钟，每日灸两次，10次为一个疗程；还可以尝试灯火灸，即用灼灸法（将蘸有植物油的灯芯草点燃约半分钟后吹灭，待灯芯草温度稍降，点于治疗穴上灼灸，一触即为一壮），每日灸一次，每穴灸一壮，连续灸至病愈；此外也可以采用温针灸，留针20~30分钟，每日针灸一次，10次为一个疗程。

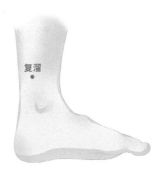

复溜穴位置（双穴，图中仅标一侧作为示意）

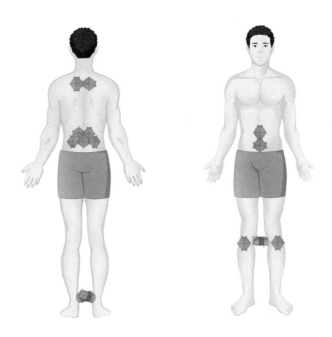

治疗水肿艾灸（先灸阳后灸阴）

在治疗的同时，水肿患者（因营养障碍导致水肿者除外）应当注意饮食。如果症状比较严重，应无盐饮食，待水肿逐渐消退后，可以逐步改为低盐饮食，最后恢复普通饮食；患者平时应当忌食辛辣、烟酒等刺激性食物。另外，患者要注意自我保养，不宜过于疲劳，特别要注意避免房事过度，以免损伤真元。此外，患者还要保持规律的作息，并可以保持适度运动，如慢跑、跳绳或快走等，以促使血管舒张，帮助排出体内水分。

胃痛艾灸哪些穴位

现代人由于饮食不当等原因，让胃饱受折磨。长此以往，患上胃部疾病的人不在少数，胃痛、胃胀更是成了"家常便饭"。

胃痛，也叫"胃脘痛""心下痛"等，是以上腹胃脘部近心窝处疼痛为症状的病证。

中医很早就有对胃痛的研究了，《黄帝针经》指出："胃病者，腹胀，胃脘当心而痛。"金元时期李东垣在《兰室秘藏》中首立"胃脘痛"一门，让胃痛成了独立的病证；到了明清时，众多医家又提出了胃痛的治疗方法。

中医认为，"胃脘痛"的病因有多种，比如外邪（多为寒邪）犯胃，导致胃脘气机发生阻滞，所谓"不通则痛"，胃脘痛就会这样产生；再如饮食不节，饥一顿饱一顿，损伤脾胃，使得胃气壅滞，也会引发胃脘痛；还有情志不畅，像经常忧愁、烦恼、思虑过多，损伤肝脾功能，导致肝失疏泄，肝气犯胃，或是脾失健运，胃气阻滞，都会引发胃脘痛。此外，素来脾胃就虚弱的人，由于脾的运化功能失调，导致气机不畅，也常会出现胃脘痛。

一位55岁的患者在绝经后，常感胃脘胀痛。两天前，患者与家人发生了严重矛盾，情绪受到刺激，胃脘胀痛加重。患者自行服用药物后，症状没有得到缓解，只得入院求治。

我们发现患者有喜叹息、食欲不振、睡眠不安、大便不畅等症状，诊断为肝气犯胃引发的胃脘痛。患者在绝经后，脏腑功能本就走向衰弱，会造成"肝失所养"，再加上情绪受到刺激，就会导致肝气郁结，横逆犯胃，使胃气阻滞，引起了胃脘痛。对此，我们采用疏肝解郁、理气止痛的方法进行治疗，在针刺（泻法为主）的同时，取足三里、中脘、梁丘、期门等穴位艾灸，使患者的症状逐渐缓解。

从这个案例也可以看出，对于胃脘痛，艾灸治疗有良好的效果。由于艾灸既可补阳又可调阴，还有畅通经络、温散寒湿等作用，特别是对正气不足的中老年人、免疫功能低下的人群，艾灸有温补正气、提高机体免疫功能的作用。所以除了胃溃疡出血、穿孔等重症外，其他病因所导致的胃痛，包括现代医学里的急、慢性胃炎和胃、十二指肠溃疡病和胃神经官能症等，如果症状以胃脘疼痛为主的，都可以用艾灸疗法。

在艾灸时，我们一般会以中脘穴、内关穴、足三里穴为主穴。

中脘穴的取穴方法如前所述（参见第 113 页）。艾灸这个穴位，不仅能调理脾胃，治疗胃脘痛，还能改善胃胀、腹胀、消化不良等症状。

内关穴的取穴方法如前所述（参见第 146 页）。内关穴是心包经上的经穴，内关五脏，不但可以宽胸理气，调理心包经上的各种疾病，还具有和胃降逆的作用，适用于各种胃部病症的调理。经常灸内关穴可以起到养胃护胃、缓解胃部疼痛的作用。

足三里穴的取穴方法如前所述（参见第 121 页）。此穴是一个强壮身心的大穴，中医认为，按摩足三里穴有调节机体免疫力、增强抗病能力、调理脾胃、补中益气、通经活络、疏风化湿、扶正祛邪的作用。艾灸足三里穴能令胃痉挛趋于弛缓，胃蠕动强者趋于减弱；同时，也可以使胃蠕动弱者马上提升胃蠕动，胃不蠕动者开始蠕动，所以出现胃部不适不要忘记足三里穴。

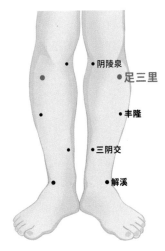

足三里穴位置

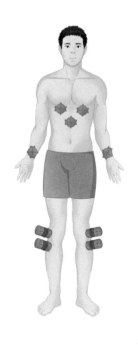

胃痛艾灸

我们在艾灸时，可以将艾条的一端点燃，放入艾灸罐中，放置在以上穴位的正上方，距离皮肤 2~3 厘米，每穴灸一柱；使用艾条灸时，以皮肤局部有温热感而无灼痛感为宜，一般每穴灸 10~15 分钟，以皮肤微微潮红为度。

需要注意的是，不管是用艾条灸，还是灸盒灸，都应当循序渐进地进行，以自己能够适应为度。刚开始艾灸的人，不要急于灸太多穴位、灸太久时间，还是要根据自我感觉的变化，再逐渐延长时间。连续艾灸一个疗程后，应当改为隔天艾灸，但胃痛的时候可以每天都艾灸。

在治疗的同时，胃痛患者要做好预防与保养工作。比如要保持精神愉快，要养成良好的饮食习惯，注意饮食卫生，进食细嚼慢咽，并可以多吃富含营养的食物，避免吃生冷酸辣等刺激性食物，同时要戒烟忌酒，忌服浓茶、浓咖啡等有刺激性的饮料，溃疡病患者不宜饮牛奶。此外，患者要慎用、忌用对胃黏膜有损伤的药物。

艾灸帮你缓解头痛

头痛，是我们在生活中经常会遇到的一种症状，感冒发热、疲劳过度、情绪激动、饮食不节或是出现了某些疾患，都会引起头痛。女性在特殊的时期如月经期、更年期也会有头痛症状出现。

轻微的头痛，人们可能忍一忍就过去了，可严重的头痛不但难以忍受，还会干扰正常的学习和工作，前去就医又耽误很多时间，这时候我们可以参考中医的做法，用艾灸来缓解头痛。

在中医看来，头痛可以按照原因分为两大类，一类是"不通则痛"，指的是在某些致病因素的影响下，人体气血不通畅，瘀滞、郁结于脑，导致头痛，这类疼痛多是刺痛、胀痛、掣痛。另一类是"不荣则痛"，指的是因身体虚弱或气血暗耗，使气血不能充分发挥濡养作用，从而引发头痛。这类头痛多见于老人、久病体虚、大量失血的人。疼痛多为空痛、隐痛、胀痛。

一位 16 岁的患者，因平时学习压力大，出现了头痛。当时患者及其家长没有给予重视，然而几天后，患者的头痛突然加重，表现为持续性的隐痛，还伴有头晕，休息后稍有缓解，但很快又会出现。

因头痛已经影响上学读书，家长带患者就诊。我们发现患者有神疲乏力、不思饮食、睡眠不安、舌淡、苔薄白等表现，判断为气血亏虚型的头痛，属于"不荣则痛"的范畴，主要原因是患者平时因学习过度思虑而伤脾，而脾失健运，影响了身体对营养物质的吸收，造成气血亏虚，不能荣养头部、脑窍，才会引发头痛。在艾灸治疗时要注意补气养血，我们选用了三阴交、气海、关元、足三里等穴，在艾灸的同时配合针刺、方药，使患者的症状得到明显改善。

从这个例子可以看出，艾灸对于"不荣则痛"型的头痛，有良好的治疗效果；对于"不通则痛"型的头痛，艾灸也能疏通经络、消除瘀滞，达到"通则不痛"的目的。

　　具体来看，头痛时常用的艾灸穴位有百会、阳白、太阳、风池等，有气血亏虚的问题可以灸三阴交、足三里等穴位。

　　百会穴的取穴方法如前所述（参见第 118 页）。中医认为，头为诸阳之会、百脉之宗，而百会穴是各经脉气会聚之处，所以能通达阴阳脉络，连贯周身经穴，对于调节机体阴阳平衡有重要作用。艾灸百会穴，对头痛、眩晕、休克、高血压、心悸、失眠、癫狂、痫症等都有治疗作用。

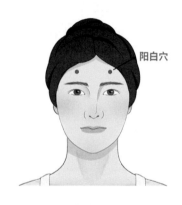

阳白穴位置

　　阳白穴位于前额部瞳孔直上，在眉上 1 寸处。取穴时可以正坐或仰卧，眼睛向前平视，从眉中（正对瞳孔）往上 1 横指的地方就是阳白穴。艾灸阳白穴，对头痛、目眩、视物模糊、眼睑瞤动等都有治疗作用。

　　太阳穴位于侧头部，左右外眼角和眉梢之间约后 1 横指的凹陷处。艾灸太阳穴可以治疗偏正头痛、目赤疼痛、眩晕等。

　　风池穴位于后颈部，后头骨下，两条大筋外缘凹陷中，相当于与耳垂平齐。我们在取穴时，可以将大拇指、中指自然地放到枕骨两边，轻轻滑动到后枕部，有两个明显凹陷的地方就是风池穴（取穴方法如前所述，参见第 162 页）。艾灸风池穴可以治疗目眩、目昏、偏正头痛、颈腰背痛等。

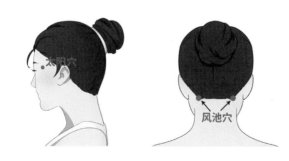

太阳穴（双穴，图中仅标一侧作为示意）、风池穴位置

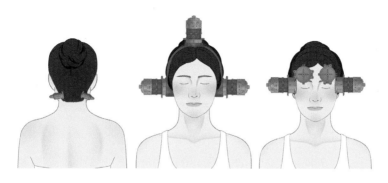

缓解头痛艾灸（先灸阳后灸阴）

太冲穴的取穴方法如前所述（参见第 128 页）。艾灸太冲穴可治疗头痛、眩晕、月经不调、小儿惊风、目赤肿痛、腹痛、黄疸等，尤其适用于女性生理期头痛。

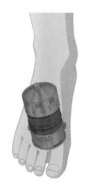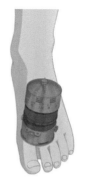

艾灸太冲穴

我们可以用艾灸罐施灸，先将艾条的一端点燃，放入艾灸罐，对准以上穴位的正上方，根据皮肤受热程度来调整艾灸罐的高度，待艾条燃烧完即可；也可以用艾条直接施灸，以皮肤局部有温热感而无灼痛感为宜，一般每穴灸10~15分钟，以皮肤微微潮红为度。

需要提醒的是，对头部穴位进行艾灸时要格外小心，避免让艾灰落在头发上而引起烧伤或烫伤；另外，高血压患者不宜进行头部艾灸，以免血压升得更高，会引发不适。此外，在艾灸的过程中，要时刻注意自己的身体反应，如果出现胀闷不适，就要及时终止艾灸。

心悸失眠可灸这些穴位

失眠是让一个现代人苦恼的问题。可你知道吗，失眠也有很多种类型，像有的人是入睡困难，有的人是睡眠中间容易醒，醒后难以再次入睡，也有人是彻夜不眠。

除上述之外，还有一种情况是心悸失眠，指的是失眠的过程中，出现心脏跳动不适感或心慌感，让人十分不适。有这种问题的患者，往往还有头痛、头晕、健忘、耳鸣等症状。长期心悸失眠还可能引起心烦意乱、疲乏无力、记忆力减退等，甚至会诱发一些心身性疾病。所以发现自己有心悸失眠的问题，一定要重视起来，不能太过大意，最好去医院做做检查，看看是不是某些疾病引起的。

中医认为，引起心悸失眠的原因有很多，比如有体虚或是过度劳累，或是受到情绪刺激，或是感受外邪，或是药食不当，导致机体气血亏虚、心神失养或心神不宁，心脉运行不畅而出现失眠的表现。

一位38岁的患者出现心悸失眠，已经有两三年，病情时好时坏。白天不干重活，不会出现心悸心慌的问题。可一到晚上，就感觉心里扑通乱跳，有时还会一阵阵地心慌，让他难以入睡。另外，患者还有面色淡白、自汗、舌淡、苔白、脉象虚弱等表现。

患者曾服用过补气养血的中药，有一定的效果，但无法根除症状。我们在诊断后发现他有心气虚的情况，便选取神门穴进行艾灸，经过一个多月的治疗，心悸失眠的问题得到了明显缓解。

艾灸神门穴之所以能够有这样的效果，是因为神门穴是手少阴心经的原穴，有激发心气、养心安神、通经活络的功效（取穴方法如前所述，参见第155页）。

除神门穴以外，我们还可以选择内关、心俞、巨阙、膻中等穴位施灸。

内关穴的取穴方法如前所述（参见第146页）。艾灸内关穴有宁心安神的功效，可用于改善心悸失眠。

心俞穴的取穴方法如前所述（参见第147页）。艾灸心俞穴能够宁心安神、通调气血，改善心悸失眠。

巨阙穴位于上腹部，前正中线上，当脐中上6寸。取穴时通常让患者采用仰卧的姿势，在左右肋骨相交之处，再向下两指宽的地方，就是巨阙穴。艾灸巨阙穴能够理气宁心、宽胸止痛。

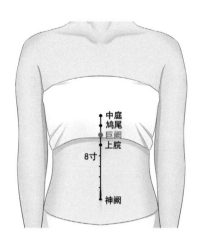

巨阙穴位置

膻中穴的取穴方法如前所述（参见第 141 页）。艾灸膻中穴能够宽胸理气，活血通络，舒畅心胸。

我们可以用艾灸罐施灸，先将艾条的一端点燃，放入艾灸罐，放置在以上穴位的正上方，距离皮肤 2~3 厘米，每穴一柱；也可以用艾条施灸，以皮肤局部有温热感而无灼痛感为宜，一般每穴灸 10~15 分钟，以皮肤微微潮红为度。

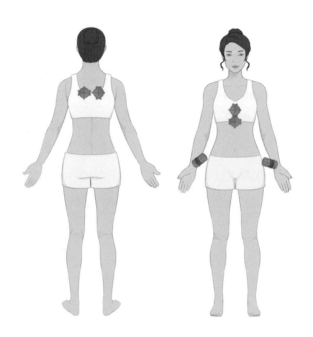

心悸失眠艾灸（先灸阳后灸阴）

在艾灸的同时，心悸失眠的患者需要做好自我调节。首先，休息时要以安静、舒适、整洁的睡眠环境为主，避免出现噪声、突发声音等干扰因素，对心脏形成强烈的刺激。其次，平时要积极做好自我情绪管理，保持心情舒畅，并能够以轻松自然的心态对待睡眠；再有，每天临睡前，不要做刺激性的事情（像观看惊险刺激的影视剧、小说等），也不要过度思考，以减少心悸。

第二章 艾灸养生，调节九大体质

平和质艾灸：注重保持"平和"

生活中，有的人性格急躁，有的人却是典型的慢性子；有的人特别怕冷，有的人却特别怕热；有的人说话中气十足，有的人容易出汗，有的人皮肤常常长出疖疮……究其原因，是因为人与人之间存在"体质"的差异。

所谓"体质"，是指人的生命过程中，在先天禀赋和后天获得的基础上所形成的形态结构、生理功能和心理状态方面的综合特质，这些特质是固有的，相对稳定的。

"体质"这个词，在三国时期就有记载，三国魏王弼九在《周易略例·明爻通变》中说："同声相应，高下不必均也；同气相求，体质不必齐也。"可见那时候人们就意识到人的体质是有差异的。东汉张仲景有"阴阳二十五人分类法"，也可以看作从体质上对人进行分类。后来还有阴阳分类法，把不同的人分成太阴、少阴、太阳、少阳、阴阳、和平这几类。

国医大师王琦教授将一般人群的体质分为九种：平和质、气虚质、阳虚质、阴虚质、痰湿质、湿热质、血瘀质、气郁质和特禀质。其中平和质为理想体质，其他8种体质均为偏颇体质。

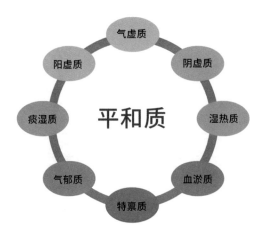

九大体质

对于偏颇体质，我们可以用艾灸来进行调理。借助艾灸温经通络、行气活血、祛寒逐湿、提高免疫力的作用，可以调整体质的"偏颇"，从而达到预防疾病、强身健体的目的。

下面我们将根据体质的九种基本类型，结合每一种体质的特点，介绍不同体质的艾灸调理方法。

首先，我们来看看平和质。平和质人群常被称为"健康派"，他们面色红润，毛发浓密，眼睛黑亮有神，精力充沛，体形均匀健壮，耐寒热的能力比一般人强，平时吃得香、睡得好，不容易生病。

说到这里，有人也许会问，这么理想的体质，还有必要做艾灸调理吗？答案是肯定的。因为体质不但与先天禀赋有关，还和后天的调养分不开。如果平和质人群不注意养生保健，甚至去做一些有损于健康的事情，那么体质就会慢慢地向偏颇方向发展，疾病也容易找上门来。不仅如此，气候变化、环境污染、生活工作压力大、年龄增加等因素也会让体质悄然而缓慢地发生改变，所以平和质人群也不能对日常调养掉以轻心。

这类人平时可适当地进行艾灸，以舒经活络、活血益气，能够让身体保持阴阳协调、气血充足、脏腑运转正常的良好状态。

具体来看，平和质人群平时可以艾灸足三里、合谷、命门等有养生作用的穴位。

足三里穴的取穴方法如前所述（参见第 121 页）。足三里穴是足阳明胃经的合穴，也是整条经络中气血最旺盛的穴位，经常刺激此穴，能防治多种疾病，还能强身健体。

合谷穴的取穴方法如前所述（参见第 150 页）。艾灸合谷穴有温经散寒、活血化瘀、预防疾病、保健的功效。

命门穴的取穴方法如前所述（参见第 128 页）。艾灸命门穴能培补肾气，振奋肾经，使元气在体内畅通无阻地运行，可以达到保健、防病的目的。

对于以上各穴，艾灸时用艾条、艾炷或灸具都是可以的。如果用艾灸罐，要先将艾条的一端点燃，放入艾灸罐中，放置在以上穴位的正上方，距离皮肤 2~3 厘米，每穴一柱，灸完为佳。

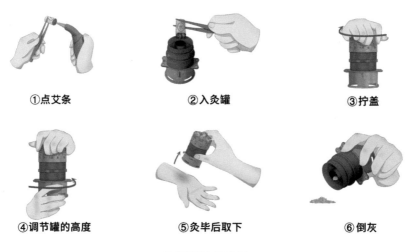

①点艾条　　　②入灸罐　　　③拧盖

④调节罐的高度　　　⑤灸毕后取下　　　⑥倒灰

艾灸罐使用方法

如果用艾条直接灸，要先将艾条的一端点燃，对准以上穴位的正上方，距离皮肤 2~3 厘米，每穴灸 5~7 分钟，直至皮肤温热发红而又不至于产生灼痛感为宜。

在艾灸的过程中，应及时弹落艾灰，避免烧伤或烫伤。施灸完毕，可以用小口瓶熄灭艾火，也可以购买家用艾灸盒施灸，更为方便、安全。

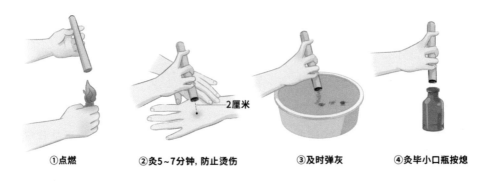

①点燃　　②灸5~7分钟，防止烫伤　　③及时弹灰　　④灸毕小口瓶按熄

艾条灸使用方法

平和质人群在艾灸的同时，还要持之以恒地保持良好的生活起居、饮食、精神调摄及运动习惯。比如在饮食上，不要吃得过饱，也不要贪吃肥甘厚腻或寒凉的食物，辛辣有刺激性的食物也不宜多吃。另外，平和质人群不必刻意去进补，以免弄巧成拙，反而会让体质走向偏颇。

气虚质艾灸：注重培补元气

气虚体质的人我们称之为"气短派"。这里的"气"，指的是元气，也就是维持人体生命活动的基本物质。

举一个例子，汽车能够在公路上飞驰，是因为汽油燃烧产生了强大的推动力，而"元气"就像是生命的"推动力"，如果元气不足，各个脏腑之气以及人体卫气的功能都会变得低下。比如宗气不足，就不能贯注咽喉，所以声音就会变轻，说几句话也会气喘吁吁；再如脾气不足，运化功能失常，就会出现食欲不振之类的症状；心气不足，心跳也会失去"秩序"；卫气不足，就像城墙破败不再坚固，也就无法抵御病邪的入侵了。

气虚体质是一个人长期"气"不足的状态。所以这种人群大多会有这样的表现：容易疲乏，浑身疲惫，稍微运动就出汗，所以只想躺着；说话声音低弱，说几句话就上气不接下气，所以也不想说话；心脏也越来越娇弱，时不时地"乱跳几下"，心电图检查却没有问题；很容易感冒，对风、寒、暑、湿都不能耐受，病后康复缓慢。

这种情况有的是先天不足造成的，也有后天失养造成的。像劳累过度，长期饮食失调、情志失调、久病不愈等，都会造成对气的"透支"。如果平时不注意调养，使得体内气的化生不足，气虚的问题就会愈演愈烈。所以气虚质人群一定不能忽视日常调理，不妨适当艾灸，以培补元气，补气健脾，有助于调理偏颇的体质。

具体来看，气虚质人群可艾灸气海、百会、膻中等穴位。

气海穴的取穴方法如前所述（参见第121页）。气海穴有较好的补气作用，艾灸气海穴对整体的气都有调理作用，可改善气虚质人群少气、乏力、易感冒、说话声音低等问题。

百会穴的取穴方法如前所述（参见第118页）。百会穴居高临下，可提补诸阳经之气，对它进行艾灸，能够益气升阳，可用于治疗气虚导致的久泻久痢、脱肛、胃下垂、虚劳等症。

膻中穴的取穴方法如前所述（参见第141页）。膻中穴具有调节人体气机的功能，对它进行艾灸能够补益宗气，补足肺气，调理心气，可有效改善心肺功能。

对于以上各穴，如果用艾灸罐艾灸，要先将艾条的一端点燃，放入艾灸罐中，放置在以上穴位的正上方，距离皮肤2~3厘米，每穴一柱，灸完为佳。

如果用艾条灸，要先将艾条的一端点燃，对准以上穴位的正上方，距离皮肤2~3厘米，每穴灸5~7分钟，直至皮肤温热发红而又不至于产生灼痛感为宜。

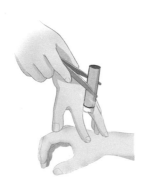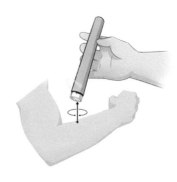

气虚质艾灸

在日常调理方面，气虚质人群要注意多吃有益气健脾功效的食物，比如白扁豆、山药、大枣、土豆等；同时要少吃具有耗气作用的食物如空心菜、生萝卜、山楂、柿子等。

另外，气虚质人群要注意养成规律的作息，避免熬夜或过度劳累；平时要注意保暖，避免因劳动或激烈运动导致出汗受风而感冒；在运动方面，气虚质人群不宜做剧烈运动，平时想要锻炼的话，可以选择散步、打太极拳等柔缓的运动，并要持之以恒，有助于调理体质、强身健体。

阳虚质艾灸：注重温阳散寒

就像万物生长离不开阳光一样，人体能够正常生长、保持健康也离不开活力之源、生命之火——阳气。

有了阳气的温煦作用，人体才能够保持正常的体温；阳气还能振奋精神，让人能够保持充沛的精力、旺盛的活力；阳气还有促进水液代谢的功能，可见它在生命活动中扮演了必不可少的角色。

然而，生活中有一类人却是"阳虚体质"，我们称之为"怕冷派"。由于阳气不足，生命之火不够旺盛，无法很好地"温煦"机体，所以他们会表现出畏寒怕冷、四肢冰冷、喜吃热食的特点，就算是在烈日炎炎的夏季，他们也会觉得身上发冷，别人吹空调、电扇降温，他们一吹就会打喷嚏、拉肚子；也是因为阳气不足，他们总是显得精神不振，平时不爱说不爱动，没有什么活力；由于阳气难以"蒸化"体内的水湿，他们常会出现小便清长、夜尿多、口淡、不爱喝水等情况。

值得注意的是，大部分人的阳虚体质都是后天造成的，是一些容易被忽略的生活小细节累积而成的。比如有的人喜欢喝冷饮，而冰镇冷饮可以直接降低胃的温度，让人体感觉凉爽，但这并不是身体内自然的调节，而是从外面强加的"侵犯"。中医认为，寒属阴，阴盛会直接攻击位于中焦的脾阳，久而久之就会形成"脾阳虚"。再如有的人经常熬夜，可夜晚正是阳气收敛和休息的时候，如果不好好休息，而是继续工作、玩手机，阳气得不到修复，慢慢地就会"透支"，也就会表现出一系列阳虚的症状。

阳虚质人群想要纠正偏颇的体质，一定不能错过艾灸。自古以来，艾灸就是补充阳气最好的方法之一，适当艾灸能够温阳散寒、升发阳气，因而能够改善阳虚质人群身上的很多问题。

具体来看，阳虚质人群可灸关元、腰阳关、肾俞等穴位。

关元穴的取穴方法如前所述（参见第116页）。艾灸关元穴，有温助阳气、固护人体正气、祛除外邪的功效，很适合畏寒怕冷、四肢冰冷的阳虚质人群。

腰阳关穴在脊柱区，第4腰椎棘突下凹陷中，后正中线上。取穴时可以正坐或俯卧，先确定两髂嵴高点，在两髂嵴高点连线的中点与后正中线的交点是第4腰椎棘突，在棘突下有一凹陷处就是腰阳关穴。艾灸腰阳关穴能够祛寒除湿、舒筋活络，尤其适合改善肾阳虚症状。

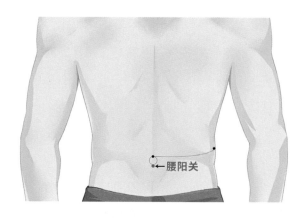

腰阳关穴位置

肾俞穴的取穴方法如前所述（参见第 117 页）。艾灸肾俞穴能够温肾助阳，特别适合肾阳虚人群。

对于以上各穴，可以采用隔姜灸。灸前将鲜姜片切成直径为 2~3 厘米、厚度为 0.2~0.3 厘米的薄片，用粗针在中间刺几个孔后，把姜片放在施灸部位，然后把艾炷放置在姜片上，点燃施灸。

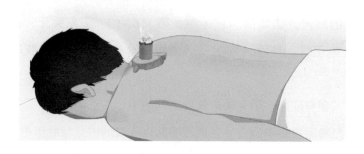

阳虚体质艾灸

在艾灸的同时，阳虚质人群要注意做好生活调养。在饮食方面，可以多吃些温肾助阳的食物，如韭菜、羊肉、核桃、栗子等，少吃生冷刺激性强的食物；

在起居方面，要注意保暖，特别是在寒冷的冬季要采取一些保暖措施，夏天不要长时间吹空调、吹电扇，也不要贪凉在室外露宿，以免受到风寒而患病；在运动锻炼方面，要根据自己的实际情况选择适合的运动，有时间的话可以到户外去活动，这样既能呼吸新鲜空气，又能让身体暖和起来。

阴虚质艾灸：注重补阴清热

《素问·阴阳应象大论》中有句话叫"阳化气，阴成形"。可以理解为，无形的阳气维持着人体的生理活动，而有形的阴液构成了形体的主要部分。这"一阴一阳"既相互制约，又相辅相成，缺一不可。所以明代医家张景岳说："盖阴不可以无阳，非气无以生形也；阳不可以无阴，非形无以载气也。"

当阳气不足时，人体表现为阳虚体质；阴液不足时，则会表现为阴虚体质。对于阴虚质人群，我们称之为"缺水派"。由于没有了阴液、津液的滋养，机体就像失去了灌溉的土地，皮肤会失去水嫩和光彩，心神会失去控制，情绪会急躁不安，肠道也会干燥如枯水的河道，只能让"淤泥"搁浅。不仅如此，由于阴液滋润、制约阳热的功能减退，机体还会出现燥、热、气化太过等阴虚内热的表现。

也正是因为这样，我们常会发现阴虚质人群有口燥咽干、手足心热，形体多瘦长，性情急躁，面颊潮红或偏红，眼睛干涩，鼻微干，大便干燥，舌红少津，脉细数，不耐受暑、热、燥邪的特点。

究其原因，除了与先天不足有关外，还有很多后天因素。比如女性到了更年期，经血闭止，往往会有阴虚的表现。再如男性过于放纵欲望，房事过度，耗损阴精，也会导致阴虚。有的人长期食用热性、燥性的食物如辛辣、煎、烤、炸的食物，也会耗伤阴津。此外，有的人长期情绪压抑，导致肝郁气滞，肝郁化火，内火暗耗阴液，也会导致阴虚。

阴虚质人群在调护时要注重滋补肾阴，壮水制火。那么，阴虚质人群可以艾灸吗？有的人对此持否定态度，他们认为艾灸有温补效果，用在阴虚质人群身上可能会"火上浇油"。其实艾灸有双向调节功能，只要找对了方法，就能引火下行，平衡阴阳，改善阴虚体质的一系列症状。

具体来看，阴虚质人群可灸涌泉、三阴交、太溪等穴位。

涌泉穴位于左右足底部，蜷足时足前部凹陷处，约当足底第2、第3趾趾缝纹头端与足跟连线的前1/3与后2/3交点上。取穴时可以取俯卧、仰卧，屈曲足趾，脚心上1/3的地方会出现一个"人"字形的沟，这个沟的顶点就是涌泉穴。艾灸涌泉穴最主要的作用是引火下行，可以起到滋阴降火、宁心安神的效果。

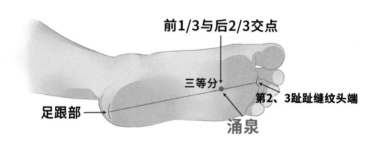

前1/3与后2/3交点

三等分

第2、3趾趾缝纹头端

足跟部

涌泉

涌泉穴位置（双穴，图中仅标一侧作为示意）

三阴交穴的取穴方法如前所述（参见第116页）。艾灸三阴交穴，能够活血养阴，还能健脾和胃化湿、疏肝益肾。

太溪穴的取穴方法如前所述（参见第135页）。艾灸太溪穴能够滋阴清热、安神定志，可以用于肾阴不足所导致的腰膝酸软、眩晕耳鸣、五心烦热、潮热盗汗、颧红口干等。

对三阴交穴、太溪穴可用艾条温和灸，灸时将点燃的艾条悬于穴位上进行熏灸，与皮肤保持2~3厘米的距离，每次每个穴位灸15分钟左右，直至皮肤温热发红。三阴交穴、太溪穴、涌泉穴也可用艾灸罐在睡前灸，灸到艾条熄灭即可。

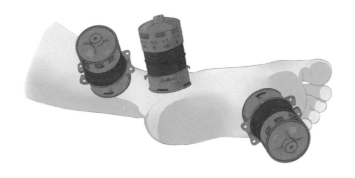

阴虚质艾灸

在艾灸调理之余，阴虚质人群也要做好日常保健工作。在日常起居方面，应养成规律的作息，避免熬夜耗伤阴精；另外，要注意节制房事。在运动方面，可以选择运动量较小的项目，避免大量出汗，运动后还要及时补充水分。在情绪调理方面，要注意克服急躁情绪，遇事不宜过分争强好胜，尽量让心境保持平和、恬淡，才有助于养阴。

痰湿质艾灸：注重化痰祛湿

痰湿质的人我们称之为"痰派"。这里的"痰"，不仅仅是指从呼吸道里排出的痰，而是一个更加广泛的概念。所谓"炼液为痰"，也就是说，由于脏腑功能失调，导致水液代谢不畅，停滞的水液积累在身体里，就会形成"痰湿"。

痰湿集中在腹部，就会让肚子显得特别肥胖，而且痰湿会影响脾胃的正常功能，所以这类人平时容易腹胀，还容易拉肚子，特别是在吃了肥腻、生冷的食物后，情况会更加严重。痰湿停留在肺内，会阻碍肺气，人就会觉得气短、容易疲劳；痰湿停留在经络中，会导致经络不通，可能会引起各种肢体疼痛；痰湿向下聚集到人体的腰部、腿部，人会觉得腰部酸痛沉重、腿部发胀，走路无力。

因此痰湿质人群会有这样一些典型的表现：体形肥胖、腹部肥满松软，身体特别容易乏力，消化功能不好，容易腹泻，容易呼吸不畅，痰多，常感肢体酸困沉重等。

痰湿体质常是由于脾的运化功能失调，影响了气血津液的运化导致，所以养生调护要注重健脾祛湿、化痰泄浊。艾灸可以温补身体的阳气，调节脾胃功能，所以有利于改善痰湿体质。

具体来看，痰湿质人群可艾灸丰隆、中脘、脾俞等穴。

丰隆穴位于左右小腿前外侧，外踝尖上 8 寸，条口穴外 1 寸，距胫骨前缘两横指（中指）。取穴时可以正坐屈膝，找到膝盖外侧膝眼到外踝尖的连线中点，就是丰隆穴。艾灸丰隆穴有化痰平喘、降逆和胃的作用，有助于改善痰湿体质。

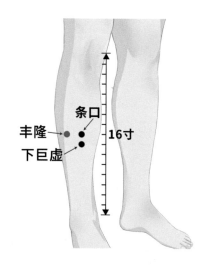

丰隆穴位置（双穴，图中仅标一侧作为示意）

中脘穴的取穴方法如前所述（参见第 113 页）。艾灸中脘穴具有健脾和胃的功效，有利于改善痰湿体质。

脾俞穴的取穴方法如前所述（参见第 120 页）。艾灸脾俞穴具有健脾和胃、消食祛湿的功效，可在一定程度上改善痰湿体质。

我们在艾灸时，可以将艾条的一端点燃，放入艾灸罐中，放置在以上穴位的正上方，距离皮肤 2~3 厘米，每穴灸一柱，灸完为佳。

也可以用雀啄灸法，将艾条点燃后，点燃的一端对准施灸部位，就像麻雀啄食一样，一上一下、一起一落在穴位上方施灸。艾条点燃的一端与皮肤的距离保持在 2~3 厘米，灸至皮肤有红晕为度。

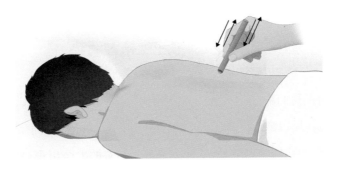

雀啄灸法

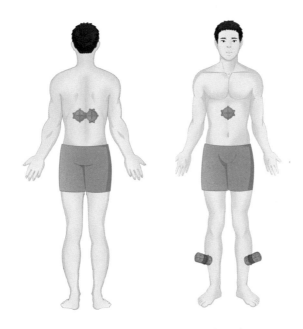

痰湿体质艾灸（先灸阳后灸阴）

在艾灸的同时，痰湿质人群要注意调理好脾胃功能。这是因为痰的生成与脾的功能有非常重要的关系，所以这类人平时应注意不要过量饮食，也不要多吃甜食或肥腻的食物，以免给脾造成过多的负担。另外，中医认为脾主思，思虑太过易伤脾，所以痰湿质人群平时还要学会调整自己的情绪，不要为了一些事情过于纠结。总之，照顾好自己的脾，"痰湿"就不会来打扰你了。

湿热质艾灸：注重祛湿清热

湿热质的人我们称之为"长痘派"。这是因为湿热体质的人，体内湿热胶结，以致经常会长口疮，甚至后背、臀部也会起一些脓包、痈疖；有些人会感觉脸上不清爽、油腻，就像笼罩了一层灰尘；还有的人会出现口臭，或者体味比较大，有的还会有腋臭。女性常有带下颜色偏黄、量偏多的问题，男性经常会觉得阴囊湿漉漉、黏糊糊的。

那么，这些缠绵胶结的"湿"和"热"是从哪里来的呢？我们先来看看"湿"，它又可以分为外湿和内湿，像因为气候潮湿、生活环境潮湿或是涉水淋雨而侵入人体的湿邪属于"外湿"，因为脾的运化功能失调导致的水湿停滞属于"内湿"。

再来说说"热"，它和"湿"常常是并存的。比如在炎热的夏季，空气湿度较大，让人感到潮湿闷热，此时"外湿"和"热"就会结合起来进入我们的身体。再如"内湿"长期不除，在体内潜伏久了，也会化为热。

湿热体质的形成与先天遗传有一定的关系，但更多的还是后天脏腑功能失调所致。特别是因为熬夜、嗜酒、抽烟、心情抑郁等原因导致肝胆疏泄功能失调，进而影响脾胃功能。肝胆之气郁结化热，脾虚又会滋生痰湿，湿和热就这样绞缠在一起，引发了湿热体质的一系列症状。

因此，湿热质人群应当注重疏肝利胆，调理脾胃，从源头上阻断湿热滋生。

同时，要分消湿浊、清泄伏火，才能改善体质的偏颇。

湿热质人群可以用艾灸进行调理，对于湿热体质中湿邪偏重者，艾灸可以祛除湿邪，宣通阳气，恢复脏腑机能；对于湿热体质中热邪偏重者，也可以先用艾灸来除湿，再用清热的方法治疗。

具体来看，湿热质人群可以艾灸足三里、阴陵泉、太溪等穴位。

足三里穴的取穴方法如前所述（参见第 121 页）。艾灸足三里穴能够调理脾胃、补中益气、疏风化湿。

阴陵泉穴的取穴方法如前所述（参见第 132 页）。艾灸阴陵泉穴可以发挥健脾、祛湿、清热的功效。

太溪穴的取穴方法如前所述（参见第 135 页）。艾灸太溪穴有滋阴清热、安神定志的功效。

我们在艾灸时，可以将点燃的艾条放入艾灸罐中，放置在穴位上方，每穴一柱，待其燃烧完即可。

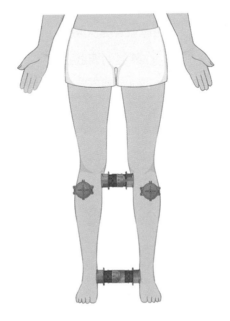

湿热质艾灸

在艾灸的同时，湿热质人群也要注意做好日常保养。比如在起居方面，湿热质人群要避免长期在炎热、潮湿的环境中居住或工作，卧室要经常开窗通风，被褥要常晾晒，平时注意不要淋雨，也不要穿没晾干的衣服。在饮食方面，湿热质人群可以适当吃一些有祛湿健脾作用的食物，如山药、莲子、赤小豆、薏米等，有助于祛除体内的湿气。在运动方面，湿热质人群要坚持锻炼身体，以促进气血运行，有助于祛湿排毒。在情绪方面，湿热质人群也要注意避免过度紧张、焦虑或是闷闷不乐，以免影响肝胆疏泄，加重体质的偏颇。

血瘀质艾灸：注重活血祛瘀

血瘀质的人我们称之为"长斑派"。顾名思义，就是他们的脸上容易长出斑点。中医认为："有诸内，必形诸外。"所以在脸上出现了问题后，我们应当到机体内部去找原因。

在我们每个人的身体里，血脉就像是无数条"河流"，它们循着十二经脉运行往复，在内滋养五脏六腑，在外温润四肢百脉。当这些"河流"出现了瘀积、堵塞，我们的身体就会发出"健康警报"，脸上长斑点就是其中之一。

所谓"瘀则不通，不通则痛"，"河流"瘀堵还会引起疼痛。所以血瘀质人群常会感觉这儿疼那儿疼的，有的女性还会痛经，月经有血块。

因为血脉不畅通，血瘀质人群的肤色也显得比较晦暗，眼睛里常会有细小的红血丝，嘴唇也是发暗的。伸出舌头，常会看到瘀血点。另外，血瘀质人群还会有烦躁、健忘、抑郁、呆板等神志方面的表现。

这种体质是怎么形成的呢？中医认为有三种原因：第一是气滞血瘀，因为气是血液运行的动力，如果肝失疏泄，气机阻滞，就没有足够的气来推动血行，就会引起血瘀；第二是寒凝血瘀，主要是因为感受寒邪，影响了气血的正常运行所致；第三是血热血瘀，主要是因为感受热邪，导致耗气伤阴所致。

对于血瘀体质的人，我们的调护原则是活血祛瘀、疏经通络。艾灸能够达到这样的效果，通过艾灸某些穴位，可以疏通经络，还能促进血液循环，使身体的血液可以顺畅地流动，达到疏通瘀血的目的；另外，艾灸还有滋补气血的作用，有助于改善气滞血瘀问题。

具体来看，血瘀质人群可以艾灸血海、关元、膈俞等穴。

血海穴的取穴方法如前所述（参见第 151 页）。艾灸血海穴能够温通经络、祛湿逐寒、养血活血。

关元穴的取穴方法如前所述（参见第 116 页）。艾灸关元穴能够疏通经络、培肾固本、补益元气，适合气滞血瘀者。

膈俞穴的取穴方法如前所述（参见第 147 页）。艾灸膈俞穴能够宽胸理气，活血通脉。

我们在艾灸时，可以将艾条的一端点燃，放入艾灸罐中，放置在以上穴位的正上方，距离皮肤 2~3 厘米，每穴一柱，待其燃完即可。也可用艾条灸，将艾条点燃后，在穴位上熏灸 10~15 分钟。注意温度要适中，以不灼伤皮肤为度。

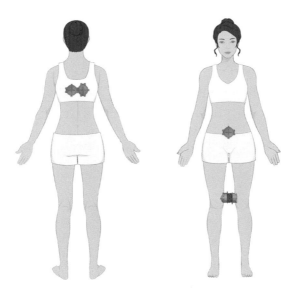

血瘀质艾灸（先灸阳后灸阴）

在艾灸的同时，血瘀质人群要做好日常的养生调理。在饮食方面，可以吃一些有活血功效的食物如黑大豆、山楂、桃仁、醋等，还可以少量饮酒。在运动方面，可以多做一些全身性活动如舞蹈、太极拳、八段锦等，可以帮助气血运行。此外，血瘀质人群要注意精神调养，平时要保持心情开朗、愉快，避免长时间陷入苦闷、忧郁情绪中，才不会加重血瘀倾向。

气郁质艾灸：注重疏肝解郁

气郁质的人我们称之为"郁闷派"。这种体质和长期情志不畅有关系，比如有的人长期忧愁、郁闷、焦虑，总是一副心事重重的样子，但他们又不愿意把内心的感受讲出来，总是闷在心里。情志在肝，像这样长期情志不畅，就会引起肝气郁结，气机不畅，慢慢地连体质都会发生改变，逐渐发展为气郁体质。

气郁体质的人群，常有性格内向、情绪不稳定、忧郁脆弱、敏感多疑、胸闷、食欲不好、体形偏瘦等表现，而且多见于中青年女性，《红楼梦》中"五内郁结着一段缠绵不尽之意"的林妹妹就是典型的气郁质。

气郁质人群因为肝气郁结，容易患上以肝为主的疾患，也会影响到心、胃、大肠、小肠。更糟糕的是，气郁与抑郁之间只隔着一座桥。也就是说，气郁质人群如果遇到突发事件，就可能变成抑郁症、焦虑症。因此，我们一定要重视气郁体质，如果能够尽早调理体质的偏颇，就能够远离很多疾患。

对于气郁质人群，我们的调护原则是疏肝行气，开郁散结。艾灸能够发挥疏通经络的功效，使肝的气血运行恢复正常，从而改善各种不适症状。

具体来看，气郁质人群可以艾灸肝俞、太冲、膻中等穴。

肝俞穴的取穴方法如前所述（参见第129页）。艾灸肝俞穴能够调节肝的生理功能，对于情志不遂、肝气郁结引起的胸膈满闷、两胁胀满、嗳长叹气等有改善作用。

太冲穴的取穴方法如前所述（参见第 128 页）。太冲穴是肝经的原穴，也是肝经上最重要的穴位，艾灸太冲穴能够疏肝解郁，还可以调理气血、缓解压力。

膻中穴的取穴方法如前所述（参见第 141 页）。艾灸膻中穴能够排遣胸中闷气，有助于理气、调畅气机。

我们在艾灸时，可以将点燃的艾条置于穴位上进行熏灸，注意与皮肤保持2~3 厘米的距离，每个穴位灸 10 分钟左右，直至皮肤微微发红，有温热感，又不至于产生灼痛感和烧伤皮肤。

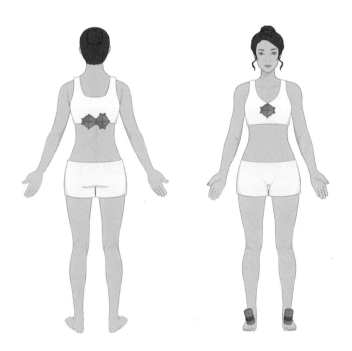

气郁质艾灸（先灸阳后灸阴）

在日常调理方面，气郁质人群应重视心理调节，在自我调理无效的时候，还要学会向外求助，必要时可以接受心理咨询，以改善情志；另外，气郁质人群可以吃一些有利于行气解郁的食物如豌豆、黑豆、胡萝卜、洋葱、南瓜等，并可以用玫瑰花泡茶饮用。此外，气郁质人群可以适当锻炼，像慢跑、游泳、跳绳等都能够促进血液循环，并可在一定程度上调理气机，缓解气郁。

特禀质艾灸：注重益气固表

特禀质的人我们又称之为"过敏派"。这种体质的人在形体、面相方面与平和质的人没有什么明显的区别，心理也比较健康，但他们对外界环境的适应能力比较差。遇到季节转换、天气变化，或是服用某些药物、食物，或是闻到某种气味，或是接触到花粉，他们就会出现"过敏"现象，不是打喷嚏，就是流鼻涕，皮肤容易起疹子，还会留下抓痕。

这种特禀体质主要是由于先天禀赋不足和禀赋遗传等因素造成的一种特殊体质，比如父母一方是特禀质，后代出现这种体质的可能性就要高一些。另外，免疫功能异常也会形成这种体质。

之所以会出现打喷嚏、流清涕等症状，则是因为卫气虚损不能抵御外邪所致。中医认为，"肾为先天之本""脾为后天之本"，所以特禀质人群在调护时应重视健脾补肾、益气固表，以增强卫外功能，而艾灸调理就能达到这样的效果。

具体来看，特禀质人群可以艾灸神阙、大椎、曲池等穴位。

神阙穴的取穴方法如前所述（参见第 113 页）。神阙穴是保健常用穴，特禀质人群艾灸这个穴位，能够增强体质，提升对环境的适应能力。

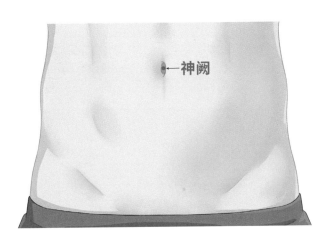

神阙穴位置

大椎穴的取穴方法如前所述（参见第 140 页）。艾灸大椎穴可益气壮阳，增强人体的抵抗力。

曲池穴的取穴方法如前所述（参见第 151 页）。艾灸曲池穴有除疹止痒，祛风解表的功效。

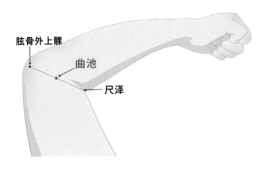

肱骨外上髁
曲池
尺泽

曲池穴位置

我们在艾灸神阙穴时，可将盐填在脐心上，再将艾炷放置在上面施灸，每次可灸 7~15 壮；也可使用艾灸罐艾灸，把艾条点燃放入艾灸罐中，直接放置在上述穴位上施灸，待其燃完即可。

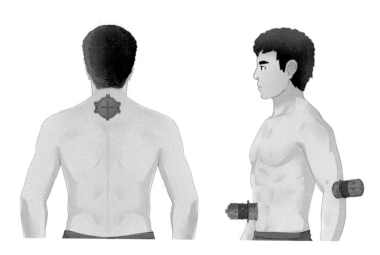

特禀质艾灸（先灸阳后灸阴）

特禀质人群在日常调养时一定要注意避免过敏原的刺激。比如在饮食上，要避免食用各种致敏食物，以减少发作的机会。同时，饮食要清淡一些，避免吃生冷、辛辣、肥甘厚腻的食物；在运动上，可以选择柔缓、轻量的运动如散步、慢跑等。如果运动过程中出现憋闷等不适，就要立即停止，同时要避免在春天或季节交替时长时间在野外锻炼，以防止过敏性疾病发作。

第三章　艾灸"长寿穴"，助你延年益寿

长寿穴之一：气海

从古至今，长寿都是人们美好的追求。历代医家也从未停止过对长寿的研究，并总结出了很多良好的方法。据相关记载，我国古代很多著名医家的寿命都突破了 80 岁和 90 岁大关，相传先秦名医扁鹊活了 97 岁，东晋著名道医葛洪享年 80 岁，唐代药王孙思邈更有百岁之寿。

名医的长寿秘诀之一就是艾灸。在我国古代，艾灸曾被称为"长寿健身术"。早在春秋战国时期，《灵枢经》中就有"灸则强食生肉"的记载。这是在说，灸法能够增进食欲，促进后天人体的正常发育，有强身健体的功效。《医学入门》也说过："凡一年四季各熏一次，元气坚固，百病不生。"

用灸法来养生保健防病，也被叫作"逆灸"。《针灸聚英》中记载："无病而先灸曰逆，逆，未至而逆之也。"这种"逆灸"大体上可分为两类：一类是强身延寿灸，即以强身健体、益寿延年为目的的灸法；另一类是通过增强机体正气，针对某些疾病或症状起到防治作用的防病灸。养生防病与益寿延年往往是相互关联的，所以不管是无病施灸，还是有病施灸，都能激发人体正气，增强抗病的能力，从而使人长寿不衰、精力充沛。

在进行"逆灸"时，有一些穴位需要引起我们的注意，它们就是人们常说

的"长寿穴"，其具有强身健体、扶正固本的作用。像气海、关元、神阙、足三里、膏肓和命门就是最常用的"长寿穴"，宋代《扁鹊心书·须识抚养》就曾指出："人于无病时常灸关元、气海……虽未得长生，但亦可保百余年寿矣。"

下面，我们就来认识一下"长寿穴"吧。首先是气海穴（参见第121页），也叫"丹田""下育"，属任脉，在下腹部，前正中线上，当脐中下1.5寸。有培补元气、益肾固精的作用，是益寿保健灸的要穴。《铜人腧穴针灸图经》就指出："气海者，是男子生气之海也。"《针灸资生经》也说过："气海者，盖人元气所生也。"

关于气海穴，《旧唐书》中记载了一个有意思的故事：唐代书法家柳宗元的堂兄柳公度活到了80多岁，身体良好，步履轻便。别人向他请教养生之术，他说："吾初无术，但未尝以元气佐喜怒，气海常温耳。"简单来说，他的养生秘诀就是喜怒哀乐不过度，以免耗损"元气"，另外就是常常艾灸气海穴。

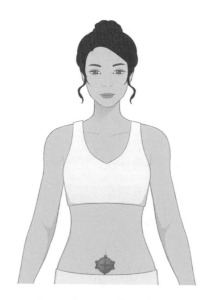

气海穴艾灸示意图

我们想要追求身体健康、寿命长久，也可以像柳公度这样，经常灸气海穴。

可以用隔姜灸的方法，灸时把扎有小孔的姜片放在穴位上，上面放置中号或大号的艾炷，点燃施灸。艾灸的过程中，如果感觉疼痛，可以把姜片上提，如此反复进行，每次灸 5~7 壮，直到局部皮肤变红为止。每天灸一次，10 次为一个疗程。

气海穴也可以进行艾条灸，先将艾条的一端点燃，对准气海穴施灸，在距皮肤 2~3 厘米处进行熏烤，并要根据自己感受到的热度调整距离，如果感觉比较温热和舒适时，可以固定不动。像这样灸 10~15 分钟，以穴位皮肤出现潮红为度。还可以将食指和中指放在施灸部位的两侧，通过手指感受温热程度，以防止烫伤。艾条灸可以每天灸一次，10 次为一个疗程。

气海穴也适合隔附子饼灸，灸时将扎有小孔的附子饼用水浸透，然后放在气海穴上，再在附子饼上放上如黄豆大小或者枣核大小的艾炷施灸，以局部有温热舒适感或潮红为度。每次可以灸至 5 壮，隔天灸一次，每月 10 次。

我们也可以用艾灸罐灸气海穴。将艾条点燃后放置进艾灸罐中，直接放置在穴位上施灸，待其燃烧完即可。通过艾灸罐的辅助，可以让艾灸作用于腧穴和经络，能够有效调理身体。

至于电热灸疗器，需要按照正确的方法操作，首先要接通电热灸疗器电源，然后打开调节开关，等到电热轮开始发热，再调节温度，以皮肤感觉温热为宜，此时温度一般在 40 摄氏度左右。然后在气海穴的皮肤区域用灸疗器刺激治疗，每次 10~30 分钟，每天 1~2 次，7~10 次为一个疗程。

需要指出的是，气海穴位于小腹部，其下是膀胱和生殖系统，所以在艾灸气海穴前，最好先排空大小便，以免艾灸时产生较强的便意，不得不中断艾灸，影响保健效果。另外，怀孕的妇女不宜艾灸气海穴，以免出现意外。

长寿穴之二：关元

关元穴也是保健要穴之一，它位于下腹部，前正中线上，当脐中下 3 寸（参见第 116 页）。因为这个部位靠近肾脏，而人的先天元气又藏于肾，所以关元穴的作用是非常重要的，它关系人体元气的盛衰。不仅如此，它还是足三阴经、任脉的交会穴，也是小肠的募穴，有温肾固精、补气回阳、通理冲任、理气和血的功效。中老年人常灸关元穴，可以强身健体、延年益寿。

南宋医家窦材还在《扁鹊心书》中提到了一个和关元穴有关的故事：有个名叫王超的南宋士兵，因为某些原因成了江洋大盗。他身强体壮，直到 90 岁时还精神健旺、面色红润。后来他被官兵擒获，有人问他平时是用什么方法养生的，他哈哈一笑，告诉大家，自己不过是在每年的夏秋之交，艾灸关元穴千炷，久而久之，身体就不怕冷热，甚至几天不吃饭也能忍受。他还说自己肚脐下方有个温暖的"团块"，当时人们不信，但他死后，剖开腹部确实找到了一块像石头一样的东西。

这个故事被广为传播，当然其中有不少夸张的成分，可艾灸关元穴的保健功用是毋庸置疑的。现代研究也证实，刺激关元穴能调节内分泌，可以改善新陈代谢，能够达到防老、抗衰的功效。

对关元穴进行艾灸，可以选择隔姜灸，把扎有小孔的姜片放在穴位上，上面放置中号或大号的艾炷，点燃施灸。如感觉疼痛可将姜片上提，如此反复进行，每次灸 5~7 壮，直到局部皮肤潮红为止。每天灸一次，10 次为一个疗程。

也可以用艾条灸关元穴，灸时将艾条的一端点燃，对准穴位施灸，距皮肤 2~3 厘米处进行熏烤，根据热感情况调整合适的距离，感觉温热舒适时固定不动，灸 10~15 分钟，以局部皮肤出现潮红为度。灸时也可将食、中指置于施灸部位两侧，通过手指感受温热程度，以防止烫伤。每天灸一次，10 次为一个疗程。

我们也可以用艾灸罐灸关元穴。将艾条点燃后放置进艾灸罐中，直接放置在穴位上施灸，待其燃烧完即可。通过艾灸罐的辅助，可以让艾灸作用于腧穴和经络，能够有效调理身体。

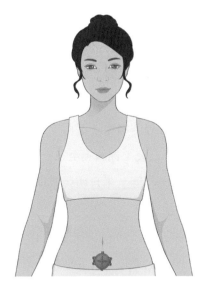

关元穴艾灸

如果使用电热灸疗器，要先接通电热灸疗器电源，然后打开调节开关，等到电热轮开始发热，再调节温度，以皮肤感觉温热为宜，此时温度一般在 40 摄氏度左右。然后在关元穴的皮肤区域用灸疗器刺激治疗，每次 10~30 分钟，每天 1~2 次，7~10 次为一个疗程。

需要提醒的是，处于孕期的妇女不宜灸关元穴，以免因气血调动加快而引发意外；另外，女性月经期经量较多的时候也不宜灸关元穴；此外，患者本身有明显的实热证或是体内有热毒（表现为高热、神昏、便秘、小便黄、舌红苔黄等），也不应艾灸关元穴，以免加重症状。

长寿穴之三：神阙

神阙穴是最重要的长寿穴，它又名"脐中"，属任脉，在腹中部，脐中央的位置，也就是我们常说的肚脐眼（参见第 113 页）。

神阙穴与任脉、督脉、冲脉、带脉四脉相通，而这四脉各有重要"任务"：任脉是"阴脉之海"，能调节全身阴经；督脉是"阳脉之海"，能调节全身阳经；带脉横行腰间，能统束全身直行的经脉；冲脉是"十二经脉之海"，能通调十二经脉气血。神阙穴处在这种关键的位置，既能联系十二经脉，又能连接五脏六腑，对它进行艾灸，不但能够补脾肾，还能调节肠胃，也有补中气、抗衰老的功效。《类经图翼》就指出："若灸（神阙）至三五百壮，不惟愈疾，亦且延年。"

关于神阙穴，有这样一条趣闻，来自明代藏书家都穆的著作《都公谭纂》。据说在永乐年间，某官府抓获了多名强盗。刑部主事在其中发现了一个"老寿星"，他自称有125岁，可看上去却毫无老态，而且"面如童子"。刑部主事认为此人在说谎，便派人到犯人的原籍调查取证，没想到结果确实如他所说。刑部主事十分好奇，亲自审问此人，问他为什么能够如此长寿。犯人告诉他："我年少时遇到过一位奇人，教我经常用艾草灸肚脐，可以长寿。我觉得这件事很简单，就长期坚持了下去，才有了这样的好身体。"

从这个小故事可以看出常灸肚脐也就是神阙穴，可以让人长寿。那么，我们应该如何正确地艾灸神阙穴呢？

神阙穴的灸法首选隔盐灸，操作方法是取干净食盐适量，填满脐窝，在上面放置小艾炷或中艾炷施灸。每次灸5～7壮，直到局部皮肤潮红为止。每天1次，10次为1个疗程。

其次是隔姜灸，把扎有小孔的姜片放在穴位上，上面放置中或大艾炷，点燃施灸。如感觉疼痛可将姜片上提，反复进行，每次灸5～7壮，直到局部皮肤潮红为止。每天1次，10次为1个疗程。隔盐灸和隔姜灸也可以配合使用，但应谨防烫伤。

最后是艾条灸，操作方法是将艾条的一端点燃，对准穴位距皮肤2～3厘米处进行熏烤，根据使用者的热感情况调整合适的距离，当患者感觉温热舒适时固定不动，灸10～15分钟，以局部皮肤出现潮红为度。灸时还可将食、中指置于施灸部位两侧，通过手指感受温热程度，以防止烫伤。每天灸一次，10

次为一个疗程。

我们也可以用艾灸罐灸神阙穴。将艾条点燃后放置进艾灸罐中，直接放置在穴位上施灸，待其燃烧完即可。通过艾灸罐的辅助，可以让艾灸作用于腧穴和经络，能够有效调理身体。

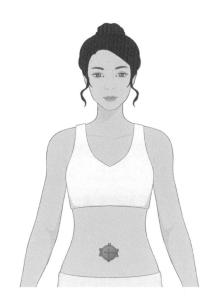

神阙穴艾灸

如果使用电热灸疗器，要先接通电热灸疗器电源，然后打开调节开关，等到电热轮开始发热，再调节温度，以皮肤感觉温热为宜，此时温度一般在 40 摄氏度左右。然后在神阙穴的皮肤区域用灸疗器刺激治疗，每次 10~30 分钟，每天 1~2 次，7~10 次为一个疗程。

不过，艾灸神阙穴也有一些注意事项。比如，过饥、过饱、酒醉状态或是心率过快时，是不能艾灸的。怀孕期间的孕妇也应禁用。另外，脐部有损伤或是有发炎的患者也不能灸神阙穴。

此外，艾灸神阙穴后可以慢慢地喝一些温开水（不可喝冷水或冰水），有助于排出体内毒素。

长寿穴之四：足三里

足三里穴被称为"保健穴""长寿穴"，它位于小腿前外侧，当犊鼻下 3 寸，距胫骨前缘一横指（中指）的位置（参见第 121 页），是足阳明胃经的主要穴位之一，具有调理脾胃、补中益气、通经活络、疏风化湿、扶正祛邪的功能。

古人很早就开始应用足三里穴治病强身了，外科鼻祖华佗就曾用足三里穴治疗"五劳羸瘦，七伤虚乏"。南北朝时，刘宋医家秦承祖称足三里穴"诸病皆治"，可见足三里穴的祛病保健功能广泛。唐代王焘在自己写的《外台秘要》中也说过："凡人年三十以上，若不灸三里，令气上眼暗。"

足三里穴不但受到我国古代医家的重视，还"火"到了国外，特别是在日本掀起过"灸足三里"的风潮。根据古书记载，在江户（古代东京）有个长寿家族万平家族，三代人中有 6 人寿命都超过了 100 岁，他们的长寿秘诀就是每天坚持艾灸足三里穴，这让他们在高龄时还能保持精神健旺、健步如飞。《江间式心身锻炼法》还曾记载："无病长灸法，每月必有十日灸其三里穴，寿至二百余岁。"

那么，我们应当如何正确地艾灸足三里穴呢？

首先，我们可以采用化脓灸。宋代张杲所著的《医说》中写道："若要安，三里莫要干。"这句话的字面意思是，如果想要身体安康，就要使足三里穴常常保持湿润的状态，其实就是对足三里穴进行化脓灸。操作时可以先用笔点个小点作为记号，然后将艾炷直立置于选定的穴位上，注意放置平稳，防止燃烧时倾倒。接着点着艾炷，之后施灸者应一直守护在患者身旁，待患者感觉疼痛时，可用手轻轻拍打或抓捏穴位四周，以分散患者的注意力，减轻疼痛感。待艾炷燃尽后，可以一炷一炷地换上，直至满足灸量。施灸结束，穴位要保持清洁，大概 10 天化脓，可以正常洗澡。

其次，我们可以采用艾条灸。灸时将艾条的一端点燃，对准穴位施灸，距皮肤 2~3 厘米处进行熏烤，根据患者的热感情况调整合适的距离，当患者感觉温热舒适时固定不动，灸 10~15 分钟，以局部皮肤出现潮红为度。施灸者可将食、中指置于施灸部位两侧，通过手指感受温热程度，以防止烫伤。每天灸一次，10 次为一个疗程。

我们也可以用艾灸罐灸足三里穴。将艾条点燃后放置进艾灸罐中，直接放置在穴位上施灸，待其燃烧完即可。通过艾灸罐的辅助，可以让艾灸作用于腧穴和经络，能够有效调理身体。

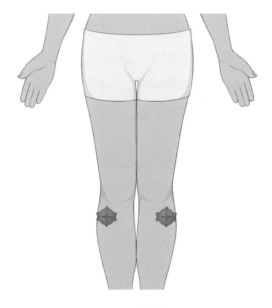

足三里穴艾灸

如果使用电热灸疗器，要先接通电热灸疗器电源，然后打开调节开关，等到电热轮开始发热，再调节温度，以皮肤感觉温热为宜，此时温度一般在 40 摄氏度左右。然后在足三里穴的皮肤区域用灸疗器刺激治疗，每次 10~30 分钟，每天 1~2 次，7~10 次为一个疗程。

需要提醒的是，由于化脓灸具有感染的风险，不建议艾灸新手操作；另外脾胃有热，或是有口腔溃疡、牙龈肿痛的患者，不应艾灸足三里穴，以免加重症状；此外，足三里穴周围的皮肤有破损，也不建议进行艾灸，以免皮损进一步增大。

长寿穴之五：膏肓

在人体的肩背部，有一个非常重要的穴位——膏肓穴。它属足太阳膀胱经，位于脊柱区，第4胸椎棘突下，后正中线左右旁开3寸，具有养阴润肺、益气健脾的功效。

名医孙思邈对膏肓穴的评价很高。他在《千金方·杂病论》中说："膏肓能主治虚羸瘦损、五劳七伤及梦失精、上气咳逆、痰火发狂、健忘、胎前产后等，百病无所不疗。"可见，在他看来，膏肓穴的治疗范围是非常广泛的，几乎没有治不了的病。

不过，膏肓这个穴位比较隐蔽，按摩、针刺难以到位，艾灸却能很好地对它进行刺激，于是孙思邈通过反复研究，琢磨出了膏肓灸法。对此，他还自信地评论道："时人拙，不能求得此穴，所以宿疾难遣，若能用心方便，求得灸之，无疾不愈矣。"这意思就是说，别人医术不怎么样，找不到这个穴位，所以治不好宿疾。其实只要用心去找，并对它进行艾灸，什么病都能治好。

孙思邈的说法可能略有夸张，但膏肓穴在抗病防衰老方面，确实有着独特的优势。膏肓灸法也曾非常盛行，宋代应用尤其广泛，明代、清代也有医家及医著对它进行阐发应用。

那么，我们如何进行膏肓灸的操作呢？首先是要找到膏肓灸准确的位置。取穴时，患者可以平坐在床上，屈膝抵到胸前，前臂交叉，双手扶在膝盖上，低头，把额头抵到手背上，这样才能让两肩胛骨充分打开，然后从第7颈椎棘突下（大椎穴）向下找到第4胸椎棘突下，再旁开3寸（肩胛骨内侧缘到后正中线的距离是 3 寸）的地方就是膏肓穴。

　　找到穴位后，我们还要确定灸法。膏肓穴可用隔姜灸，把扎有小孔的姜片放在穴位上，上面放置中或大艾炷，点燃施灸。如果感觉疼痛可将姜片上提。如此反复进行，每次灸 5~7 壮，直到局部皮肤潮红为止。每天灸一次，10 次为一个疗程。

　　膏肓穴也可以用艾条灸，操作方法是将艾条的一端点燃，对准穴位施灸，距皮肤 2~3 厘米处进行熏烤，根据患者的热感情况调整合适的距离，当患者感觉温热舒适时固定不动，灸 10~15 分钟，以局部皮肤出现潮红为度。施灸者可将食、中指置于施灸部位两侧，通过手指感受温热程度，以防止烫伤。每天灸一次，10 次为一个疗程。

　　我们也可以用艾灸罐灸膏肓穴。将艾条点燃后放置进艾灸罐中，直接放置在穴位上施灸，待其燃烧完即可。通过艾灸罐的辅助，可以让艾灸作用于腧穴和经络，能够有效调理身体。

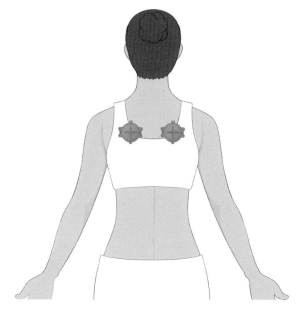

膏肓穴艾灸

如果使用电热灸疗器，要先接通电热灸疗器电源，然后打开调节开关，等到电热轮开始发热，再调节温度，以皮肤感觉温热为宜，此时温度一般在40摄氏度左右。然后在膏肓穴的皮肤区域用灸疗器刺激治疗，每次10~30分钟，每天1~2次，7~10次为一个疗程。

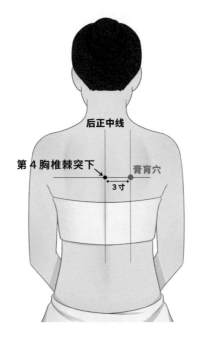

膏肓穴位置（双穴，图中仅标一侧作为示意）

由于膏肓穴的位置比较特殊，患者最好不要在家中施灸，而是要去中医院或专门的机构，找有资质的中医师操作治疗；另外，有皮肤过敏、溃烂问题的人不宜灸膏肓穴。在做完膏肓灸后，也要尽量避免吹风和碰水；此外，身体有实热证或阴虚发热、邪热内炽等，如有高热、高血压危象、肺结核晚期、呕吐等的患者都不宜使用艾灸进行治疗。

长寿穴之六：命门

命门穴（参见第 128 页），顾名思义，就是人体生命之门的意思。它是督脉上的要穴，也是人体长寿穴位之一。

命门穴所处的位置非常关键，它位于人体两侧的肾俞穴之间，表明它与肾密切相关。古代医家认为，命门是人身阳气的根本，生命活动的动力，对男子所藏生殖之精和女子胞宫的生殖功能有重要影响，对各脏腑的生理活动起着温煦、激发和推动作用，对食物的消化、吸收与运输，以及水液代谢等都具有促进作用。

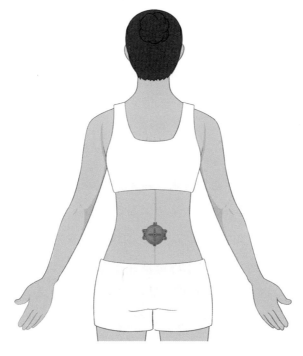

命门穴艾灸

命门的功能体现在"命门之火"，即人体阳气的温煦作用。明代张景岳在《景岳全书·全忠录》中道："命门为元气之根，为水火之宅。五脏之阴气，非此不能滋；五脏之阳气，非此不能发。"这就是在说明命门穴的重要地位，命门属火，两肾属水，水火相济，人才会健康长寿；相反，人要是长期熬夜、吸烟嗜酒、过食油腻、房事无度，则会慢慢消耗真阳，导致命门之火逐渐衰微，进而就会百病丛生。

在明代的《医学正传》中，有一个艾灸命门穴救治病患的故事，讲的是一名富家子弟从小好逸恶劳，还喜欢酗酒，某天他起床就感觉腹部隐隐作痛，嘴巴也特别干，胸口还有闷热难受的感觉。他赶紧去厕所排便，却发现排出的是鲜血，当场就吓晕了过去。

家人十分着急，立刻请来了名医虞抟。经虞抟诊断，这个人体内有湿热，主要是因为饮酒过度导致湿热之邪在胃肠积聚造成的，而且他脉象洪大，有出血的倾向。虞抟为他开了药方，同时艾灸他背上的命门穴，灸了几壮，他的腹痛渐渐减轻了，排便时虽然是黑便，但已经没有鲜血了。虞抟对此的解释是，艾灸命门穴不但能够顾护阳气，还能清泻大肠的热毒，再配合汤药调理，就能逐渐康复。最后，虞抟还是嘱咐这个人以后要坚持灸命门穴，并要改掉酗酒的毛病。这个人也按照虞抟说的去做，身体果然越来越好。

从这个故事，也能看出命门穴是多么的重要。命门喜暖不喜寒。经常用艾灸温暖命门穴可强肾固本，温肾壮阳，强腰膝，固肾气，延缓人体衰老。

由于命门穴在背部，需要他人施灸，不宜自己一个人操作。命门穴可以用艾条灸，操作方法是将艾条的一端点燃，对准命门穴施灸，在距皮肤2~3厘米处进行熏烤，根据患者的热感情况调整合适的距离，当患者感觉温热舒适时固定不动，灸10~15分钟，以局部皮肤出现潮红为度。施灸者可将食、中指置于施灸部位两侧，通过手指感受温热程度，以防止烫伤。每天灸一次，10次为一个疗程。

命门穴也可用隔姜灸，把扎有小孔的姜片放在穴位上，上面放置中或大艾炷，点燃施灸，如患者感觉疼痛，施灸者可将姜片上提，如此反复进行，每次灸5~7壮，直到局部皮肤潮红为止。每天一次，10次为一个疗程。

我们也可以用艾灸罐灸命门穴。比如将艾条点燃后放置进艾灸罐中，直接放置在穴位上施灸，待其燃烧完即可。通过艾灸罐的辅助，可以让艾灸作用于腧穴和经络，能够有效调理身体。

如果使用电热灸疗器，要先接通电热灸疗器电源，然后打开调节开关，等到电热轮开始发热，再调节温度，以皮肤感觉温热为宜，此时温度一般在40摄氏度左右。然后在命门穴的皮肤区域用灸疗器刺激治疗，每次10~30分钟，每天1~2次，7~10次为一个疗程。

需要指出的是，夏天天气炎热的时候，不宜艾灸命门穴，以免引起上火的症状；另外，艾灸命门穴的时间一定要控制好，避免艾灸时间过长引起肝阳上亢，导致患者出现口干咽燥、流鼻血、头晕等不适症状；此外，本身患有温热病证的患者都不能艾灸命门穴，以免加重症状。

第四章　艾灸美颜，搞定"面子"问题

艾灸减轻面部皱纹

爱美之心人皆有之，为了自己的"面子"问题，人们不知花费了多少心思。特别是那些爱美的女性，更是为"美丽"付出了不少心血。可"求美"又不是一件容易的事情，购买高档化妆品、保养品需要投入不少金钱，让人囊中空空；尝试面部微调、整容不但要承受痛苦，还有一定的风险。其实，有一种美颜方法具有安全、有效、便捷、经济的优点，那就是艾灸。

艾灸调理"面子"问题是由内而外产生作用。艾灸时经络腧穴受到良性刺激，能够调动机体内在因素，起到调理各脏腑组织、疏通经络的作用，使气血运行更加顺畅，并可有效抵御"外邪"入侵，因而会让人有更好的"气色"。同时，艾灸还有助于皮肤组织的新陈代谢，能够达到美化容颜、延缓衰老的目的。

利用艾灸美颜，古已有之。古代医学家葛洪的妻子鲍姑（鲍仙姑）就很擅长艾灸美颜，她的足迹遍及广州、南海、惠阳、博罗等地，地方志曾记载她进行艾灸"不独愈病，且兼获美艳"。

翁象川在注释《悟真篇》时说："养生之士，先宝其精，精满则气壮，气壮则神旺，神旺则身健，身健而少病。内则五脏敷华，外则肌肤润泽，容颜光彩，耳目聪明，老当益壮矣。"也就是说，想要有美丽的容颜、白皙的肤色，就要先保证脏腑健康、气血顺畅，有充足的精气神。

现代医学对于艾灸美颜也有深入的研究，艾灸美容是中医美容的重要组成部分，在临床美容中具有整体调理、美容持久、操作方便、安全可靠等特点。近年来，对于艾灸在滋润皮肤、消除皱纹、消除雀斑、驱走粉刺、去除眼袋，以及延缓皮肤衰老等方面的研究日益深入，为其在美容领域的应用提供了更为科学的支持。

下面，我们就来具体探讨一下如何运用艾灸美颜。就拿减轻面部皱纹来说，艾灸就有独特的作用。

《灵枢·邪气脏腑病形》写道："十二经脉，三百六十五络，其血气皆上于面而走空窍。"这就是说，机体气血有瘀堵和虚损，都会首先体现在脸上。气血旺盛，运行顺畅，津液充盈则可上至面部，这时候面部肌肤就会是润泽柔软的；相反，气血虚衰，或是经络有瘀堵，津血无法盈润面部，面部肌肤就会逐渐枯槁、生出皱纹。而艾灸可以疏通经络，调节气血，并可增强脏腑功能，因而可以更好地滋养肌肤、减轻面部皱纹。

具体来看，艾灸阳白、翳风、合谷、百会等穴位能够起到较好的减轻皱纹的作用。

阳白穴的取穴方法如前所述（参见第186页）。艾灸这个穴位可以调节头面气血，经常刺激可使面部肌肤健康有光泽，并能减轻额部的抬头纹。

翳风穴位于左右耳垂后耳根部，在颞骨乳突与下颌骨下颌支后缘间的凹陷处。取穴时可以正坐或侧卧，充分暴露耳部，在耳垂后方可以触摸到一个凹陷，张口时凹陷会更加明显，此处就是翳风穴。艾灸这个穴位可以调节气血，补充水分，并有较好减轻面部皱纹的作用。

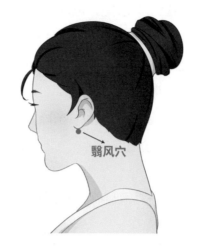

翳风穴位置（双穴，图中仅标一侧作为示意）

合谷穴在左右手背第 1、第 2 掌骨间，第 2 掌骨桡侧的中点处（参见第 150 页）。取穴时可以把一只手的拇指指骨关节横纹，放在另一只手的拇指和食指之间的指蹼缘上，拇指尖下就是合谷穴。艾灸合谷穴能够疏通经络、促进血液循环，还能调节肠胃功能，有助于排毒养颜、减轻皱纹。

百会穴在头部前发际正中直上 5 寸（参见第 118 页）。取穴时可以将耳郭折叠向前，找到耳尖。经两耳尖连成一线，这条线和头部正中线的交点就是百会穴。艾灸百会穴可以益气温阳、提升正气、增强体质，可有效缓解血虚所致的皱纹。

我们在艾灸时可以采用温和灸。灸时取坐位，将艾条燃着的一端对准穴位固定不动，在距离皮肤 1.5~3 厘米处施灸，以施灸处感到温热、舒适为度。每日灸 1 次，每次灸 5 分钟左右。

也可以把药艾条放入艾灸罐，直接放置在穴位上施灸，待其燃烧完即可。通过艾灸罐的辅助，可以让艾灸作用于腧穴和经络，能够有效调理身体，而且安全网也能预防烫伤，使用更加方便、安全。

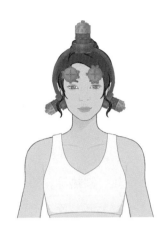
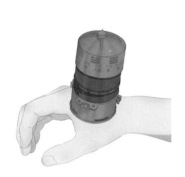

祛皱艾灸

需要提醒的是，在艾灸的同时，日常的肌肤保养工作也不能缺少。比如要重视肌肤"补水"，每天除了饮用适量的水外，还应该经常给皮肤表面使用一些保湿水和乳液；另外，平时可以吃一些猪蹄、银耳等能够帮助补充胶原蛋白和弹性蛋白的食物。此外，保证充足和良好的睡眠也很重要。这里建议将艾灸放在晚上临睡前进行，既有助于减轻皱纹，又能产生助眠的功效，提升睡眠质量。

艾灸调理肤色暗沉

健康的肤色是美丽的重要组成部分，对于我们黄种人来说，正常的面色应当是"红黄隐隐，明润含蓄"。这里的"明"可以理解为有光泽，"润"指皮肤润泽，"含蓄"就是夹有血色。这也是气血充盈、脏腑功能正常的一个标志。

可要是脏腑功能失调，气血运行不畅、精气不足、阴阳失调，就会出现肤色暗沉、肌肤粗糙等多种问题。

一位 26 岁的患者容貌姣好，但因为肤色暗黑、无光泽影响了整体形象，也对她的自信心造成了很大的负面影响。患者非常羡慕别人光洁白皙的肤色，为此购买了很多美白产品，但使用之后，感觉效果不够理想。患者平时还有四肢冰冷乏力、腰膝酸冷疼痛等症状。

像这样的肤色暗黑问题与肾虚有很大的关系，结合患者的症状来看，属于肾阳虚导致水寒内盛，血失温养，引起了肤色发黑，想要调理肤色只靠外用化妆品、保养品肯定是不够的，还得调理肾阳虚。

当然肾阴虚也有可能引发面色发黑，这主要是阴虚内热、虚火灼精导致的，症状主要有腰膝酸软、眩晕耳鸣、手足心发热、潮热等。

至于肤色苍白粗糙、黯淡无光可能与心气虚有关系，这主要是因为体内气血无法推动脏腑功能正常运行，皮肤无法被气血滋养造成的。

肤色暗沉发黄，则可能与肝和脾有关。脾虚会导致脾运化水谷精微的能力减弱，使机体失养，影响气血正常化生，而气血不足又会让肤色变黄、枯槁；而肝气郁结会造成气血逆乱或气血瘀滞，会让肤色变得蜡黄、黯淡。

弄清了肤色暗沉的原因后，我们就能通过艾灸进行对症调理，一般可以选择心俞、中脘、肝俞、内关等穴位施灸。

心俞穴的取穴方法如前所述（参见第147页）。艾灸心俞穴可以使心气旺盛，心血充盈，可以更好地滋养肌肤，面部也会变得红润有光泽。

中脘穴的取穴方法如前所述（参见第113页）。艾灸中脘穴能够温中补虚、调和脾胃。脾胃功能强健，人体对营养的吸收能力和对疾病的抵抗力都会得到增强，暗黄的面色也会逐渐转为红润。

肝俞穴的取穴方法如前所述（参见第129页）。艾灸肝俞穴能够疏肝理气，有助于改善肝功能，对肤色蜡黄、粗糙有很好的调理作用。

内关穴的取穴方法如前所述（参见第146页）。艾灸内关穴有宁心安神、疏导水湿等功效，对心气虚引起的肤色黯淡无光有调理作用。

我们在施灸时，可以选择温和灸。如对心俞、中脘穴做悬灸，灸时将艾条燃着的一端对准穴位固定不动，每穴每次灸10~20分钟，每日一次。5~7天为一个疗程，间隔2日可进行下一个疗程。

再如可对肝俞、心俞、内关做雀啄灸，灸时将艾条的一端点燃，对准穴位像鸟雀啄食一样，一上一下地施灸。注意让灸条距离皮肤 0.5~1 厘米，每穴灸 10~15 分钟，灸到局部红晕温热为止。每日 1 次，10 天为一个疗程，间隔 3~5 日可进行下一个疗程。

也可以把艾条放入艾灸罐，直接放置在穴位上施灸，待其燃烧完即可，通过艾灸罐的辅助，可以让艾灸作用于腧穴和经络，能够有效调理身体，而且安全网也能预防烫伤，使用更加方便、安全。

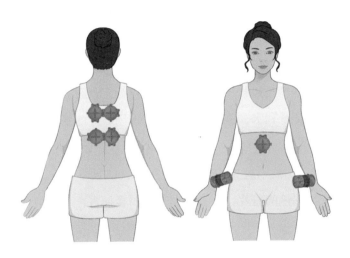

肤色暗沉艾灸（先灸阳后灸阴）

在日常调理方面，有肤色暗沉问题的人每天最好喝足 8 杯水，而且清早起床后要喝一杯白开水，以清理肠胃；另外，每天最好排一次大便，并要保持良好的排便习惯；此外，由于辐射和紫外线是肤色暗沉的一大诱因，所以每天要坚持做好防晒和抗辐射工作，在室内也要注意。

有肤色暗沉问题的人还可以适当补充一些维生素，维生素 C 能够抑制色素沉着，排出肌肤组织中的毒素；维生素 E 能抵御自由基侵害肌肤，净化肌肤中的血液；维生素 A 可以改善肤质和肤色，都有助于肌肤恢复红润有光泽的健康状态。

艾灸如何祛斑

色斑是美丽之路上的"绊脚石"，原本白皙的面部长出了色斑，就像是完美的画卷多出了不少瑕疵，让爱美之人烦恼不已。

常见的面部色斑有雀斑、黄褐斑、晒斑等，在中医看来，它与肝、脾、肾等脏腑的关系非常密切：肝气郁结，导致血瘀，面部会出现色斑；脾胃虚弱，气血不能润泽颜面，湿热也会上升到面部形成斑点；肾阳不足，阳气弥散，导致血瘀，颜面也会形成色斑。

因此，中医祛斑多是从肝脾肾入手，就像进行艾灸时，要么疏肝理气，要么健脾化湿，要么补肾利水，兼有活血化瘀的作用，才能从根本上祛除色斑。

一位 38 岁的患者在某互联网公司担任部门经理，近年来因为工作压力大，经常加班，导致身体出现不适。平时有多梦、心烦、大便干燥、手足心热的症状，面部也长出了一些褐色的斑片。到了夏季色斑明显加重，冬季略有减轻。患者认为色斑影响"颜值"，会给自己的工作造成不良影响，这才挤出时间就诊。

我们在诊断后，认为患者的色斑和其他症状是因肝肾阴虚、气血失和引起的，治疗时注重滋补肝肾、理气和血。

不过色斑形成容易，去除却难，所以无论是服用中药，还是采用艾灸，治疗时间一般都比较长。对此我们提醒患者要有充分的心理准备，并要按照正确的方法坚持进行。

具体来看，祛斑可以选择艾灸神阙、涌泉、肝俞、命门等穴位。

神阙穴的取穴方法如前所述（参见第 113 页）。艾灸神阙穴有温补气血、健运肠胃的功效，有助于祛除脾胃虚弱造成的色斑。

涌泉穴的取穴方法如前所述（参见第 200 页）。艾灸涌泉穴有增精益髓、补肾壮阳的功效，有助于祛除肾虚造成的色斑。

　　肝俞穴的取穴方法如前所述（参见第 129 页）。艾灸肝俞穴有补肝益气的功效，适合肝气郁结引发的色斑。

　　命门穴的取穴方法如前所述（参见第 128 页）。艾灸命门穴有温肾壮阳的功效，适合肾虚引发的色斑。

　　艾灸时，对于不同的穴位可以采取不同的施灸方法。比如，神阙穴可以采取艾炷隔姜灸，灸时用黄豆大小艾炷，每穴灸 3～5 壮，灸到局部皮肤有红晕稍有辣感为度，每日或隔日灸一次，10 次为一个疗程；涌泉穴、肝俞穴可以采取艾条雀啄灸，灸时艾条距皮肤 0.5～1 厘米，会产生一阵阵的灼热感，每次灸 10～15 分钟，以穴位红晕灼热为度，每日一次，10 次为一个疗程；命门穴可以采取艾炷无瘢痕灸，灸时用黄豆大小的艾炷，每穴灸 10 壮，灸至局部红晕灼热，每日一次，10 次为一个疗程。

　　对于上述几个穴位，也可将艾条放入艾灸罐，然后直接放置在穴位上施灸，待其燃烧完即可。通过艾灸罐的辅助，可以让艾灸作用于腧穴和经络，能够有效调理身体，而且安全网也能预防烫伤，使用更加方便、安全。

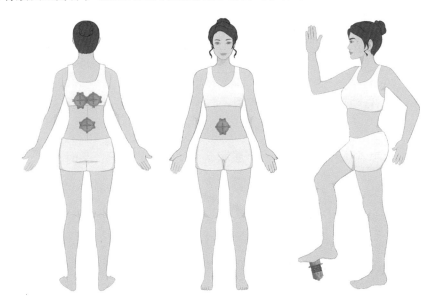

祛斑艾灸（先灸阳后灸阴）

在艾灸的同时，还需注意做好生活调理，比如要调畅情志，不要动不动就着急上火、发脾气，以免加重肝气郁结的问题；再如要保持大便通畅，以利体内毒素排出；还要注意保证较好的睡眠状态，这对祛斑、保持良好肤色也很有帮助。此外还有重要的一点，就是平时要避免过多或过久的日晒，减少黑色素生成，才不会加重色斑问题。

艾灸调理"小痘痘"

痤疮又称"青春痘""粉刺"，是由于毛囊及皮脂腺阻塞、发炎所引发的一种慢性炎症性皮肤病，多发于青春期的孩子，但成年人也可能出现痤疮。最常出现的部位有颜面、胸背，可形成黑头粉刺、丘疹、脓疱、结节、囊肿等损害，常伴有皮脂溢出。

对于爱美人士来说，长在颜面部位置的痤疮尤其棘手，它不但影响个人形象，还常常伴有瘙痒或疼痛感，让人难以忍受。

有位29岁的患者就深受痤疮之苦，从青春期起，患者脸上的痤疮就一直没有"平息"过，她用过多种方法，包括口服或外涂药物等，但效果都不显著。

患者来就诊时，我们看到她前额、面颊、鼻侧、下巴上都有不少粟粒大小的红疹，油亮油亮的，还有瘙痒感，时轻时重。

另外，患者还有皮肤爱出油、腹胀、大便不调的问题，平时喜欢吃辛辣、肥腻的食物。我们诊断其患的是脾胃湿热型的痤疮，主要是因为平时吃了太多肥甘、油腻、辛辣的食物，导致脾的运化功能失调，湿热内生，熏蒸于面部，形成痤疮，治疗时要注意健脾清热利湿。

当然痤疮的诱因并非只有这一种，常见的还有肺经风热型的痤疮、肝气郁结型的痤疮等。像肺经风热型是因为风热犯肺，肺经的郁热不得外泄，引起局部皮肤气血郁闭，时间长了便会演变为痤疮。《医宗金鉴》对这类痤疮的特点和治法进行了归纳："肺风粉刺肺经热，面鼻疙瘩赤肿痛，破出粉汁或结屑，枇杷颠倒自收功。"这里提到的"枇杷"指的是枇杷清肺饮，也就是说，治疗这类痤疮要以疏风宣肺、清泄肺经风热为原则。

艾灸对痤疮能够起到辅助治疗的作用：一方面，选择适当的穴位进行艾灸，可以引热下行，有助于缓解脾胃湿热、肺经郁热，可减轻面部痤疮红肿发炎的症状；另一方面，艾灸能够疏通经络、调节脏腑、活血化瘀，也能够改善痤疮问题。

具体来看，艾灸时可以选择大椎、曲池、合谷、丰隆、尺泽、梁门、肺俞、胃俞、三阴交等穴位。

大椎穴的取穴方法如前所述（参见第140页）。艾灸大椎穴能清解蕴热，消除上火而引起的痤疮。

曲池穴的取穴方法如前所述（参见第151页）。艾灸曲池穴能够消除脾胃湿热，并可清热凉血、解毒抗炎，对消除痤疮很有帮助。

合谷穴的取穴方法如前所述（参见第150页）。艾灸合谷穴能够通经活络、清热解表，可以促进痤疮的消退。

丰隆穴的取穴方法如前所述（参见第202页）。艾灸丰隆穴能够健脾和胃、化解痰湿，对脾胃湿热型的痤疮比较有效。

尺泽穴在左右肘横纹中，肱二头肌肌腱桡侧凹陷处。取穴时先将手臂弯曲，在手臂内侧中央处有粗腱，粗腱的外侧肘横纹上就是尺泽穴。艾灸尺泽穴能够清肺泄热、和胃理气，对肺经郁热型的痤疮比较有效。

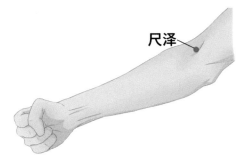

尺泽穴位置（双穴，图中仅标一侧作为示意）

梁门穴在脐上4寸，前正中线左右各旁开2寸。艾灸梁门穴能够和胃理气、健脾调中、消食导滞，有助于改善脾胃湿热型的痤疮。

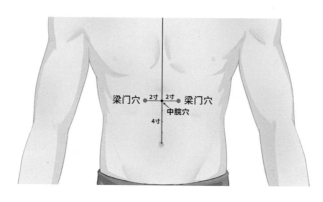

梁门穴位置

肺俞穴的取穴方法如前所述（参见第143页）。艾灸肺俞穴能够解表宣肺、清热理气，适用于肺经郁热型的痤疮。

胃俞穴的取穴方法如前所述（参见第158页）。艾灸胃俞穴能够和胃健脾、理中降逆，有助于改善脾胃湿热型的痤疮。

三阴交穴的取穴方法如前所述（参见第116页）。艾灸三阴交穴有滋阴补肾、疏肝理气、健脾利湿的功效，有助于改善脾胃湿热型、肝气郁结型的痤疮。

艾灸时，我们可以对曲池、合谷、尺泽、梁门、三阴交穴进行温和灸。灸时将艾条燃着的一端对准穴位固定不动，在距离皮肤1.5~3厘米处施灸，以施灸处感到温热、舒适为度。每日灸一次，每次灸10~20分钟。5~7天为一个疗程，间隔两日可行下一个疗程。

也可以对大椎、丰隆、肺俞、胃俞进行雀啄灸。灸时将艾条的一端点燃，对准穴位像鸟雀啄食一样，一上一下地施灸。灸条距离皮肤0.5~1厘米，每穴灸10~15分钟，以穴位红晕灼热为度。每日1次，10天为一个疗程，间隔3~5日可进行下一个疗程。施灸时注意按照手法操作，灸至痤疮消退为止。

还可以把艾条放入艾灸罐，直接放置在穴位上施灸，待其燃烧完即可。通过艾灸罐的辅助，可以让艾灸作用于腧穴和经络，能够有效调理身体，而且安全网也能预防烫伤，使用更加方便、安全。

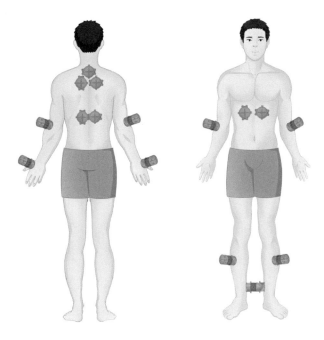

调理痤疮艾灸（先灸阳后灸阴）

在艾灸之余，我们可以从以下几点进行日常保健：首先是饮食方面，要注意吃得清淡一些，不要吃辛辣、油炸等刺激性强的食物，也要少吃甜食。同时可以多吃一些含维生素 C 丰富的蔬菜、水果如番茄、猕猴桃等。

其次是作息方面，要注意早睡早起，保证充足的睡眠，这可以使皮肤细胞加快新陈代谢，促进自我修复，有助于消除痤疮。

此外，平时要注意保持面部清洁，可以用温水洗脸，但要注意水温不能过高，以免刺激皮肤，加重痤疮，而且对痤疮不能随便抠、抓，以免留疤。

艾灸改善黑眼圈

黑眼圈也叫"熊猫眼"，它给爱美人士带来了很多烦恼——不但会让人看起来没精神，还会影响面部的美观。

《灵枢·大惑论》中有句话："五脏六腑之精气，皆上注于目而为之精。"这说明眼睛与脏腑的关系极为密切，所以当眼睛出现了不健康的表现后，我们就要考虑是不是脏腑出现了问题。

一位 34 岁的患者就诊时显得精神不佳，黑眼圈十分明显。她自己也十分苦恼，一年前，她做了母亲，但产后恢复得不太好，自我感觉记忆力严重下降，有时候刚走到楼下，却怎么都想不起自己到底有没有锁门，还得再回去确认一下。同时，她还伴有明显的怕冷、频繁掉发、脸色暗沉的表现，月经也没有孕前规律。最让她烦恼的就是脸上这一对"熊猫眼"，怎么都消不下去……

这位患者身上就表现出了典型的肾虚症状，而这与产后失调有很大的关系。在生活中，肾水不足、虚火上炎、房事过度、气血不足或产后失调都会造成黑眼圈，而滋阴补肾、清降虚火、补虚润肤、化瘀通络是消除黑眼圈最好的方法。

此外，脾虚会导致运化功能失调，使得痰湿积聚，也会表现出黑眼圈，一般颜色较浅，还会伴有面色萎黄、腹胀、食欲不振等脾虚的症状，此时就需要健脾化痰祛湿。

具体来看，我们可以通过灸脾俞、肾俞、三阴交、水分等穴位来消除黑眼圈。

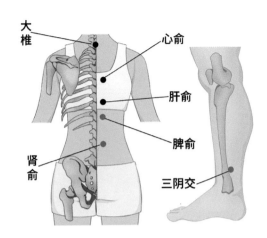

脾俞穴、肾俞穴、三阴交穴位置（双穴，图中仅标一侧作为示意）

脾俞穴的取穴方法如前所述（参见第 120 页）。艾灸这个穴位能够健脾利湿，促进水湿的运化，从而减少眼袋、水肿的产生，还可以生化气血，缓解局部的色素沉积，有利于消除黑眼圈。

肾俞穴的取穴方法如前所述（参见第 117 页）。艾灸肾俞穴能够外散肾脏之热、补虚润肤，有助于消除黑眼圈。

三阴交穴的取穴方法如前所述（参见第 116 页）。艾灸三阴交穴有行气活血、补虚润肤的作用，并可健脾益气、调补肝肾、消肿除湿，对消除黑眼圈很有帮助。

水分穴位于腹部前正中线上，在肚脐上方 1 厘米处（参见第 180 页）。艾灸水分穴有健脾和胃、祛湿、通经活络、消除水肿的功效，有利于改善黑眼圈。

我们在艾灸时，适合用温和灸。施灸时，可以让患者平躺，然后手执点燃的艾条，对准穴位，在距皮肤 1.5～3 厘米处施灸，以患者感到施灸处温热、舒适为度。每日或隔日灸一次，每次灸 15～30 分钟，灸到皮肤产生红晕为止，10 次为一个疗程。

也可以把艾条放入艾灸罐，直接放置在穴位上施灸，待其燃烧完即可。通过艾灸罐的辅助，可以让艾灸作用于腧穴和经络，能够有效调理身体，而且安全网也能预防烫伤，使用更加方便、安全。

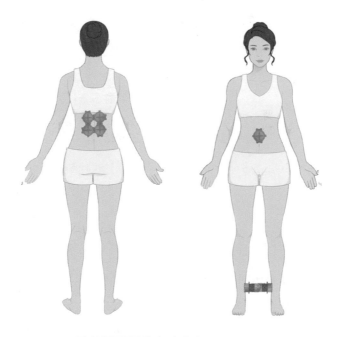

改善黑眼圈艾灸（先灸阳后灸阴）

在艾灸的同时，黑眼圈重的人平时也要做好日常护理工作，比如要尽量减少熬夜，保证充足的睡眠，让眼部得到休息；另外，要改正不良的饮食习惯，避免食用过咸的食物，也不要过多饮酒、抽烟，以免引起或加重水肿问题，黑眼圈也会更加明显；此外，平时可以多做有氧运动，每晚按摩、滋润眼部可以有效预防黑眼圈。

艾灸消除眼袋

眼袋也是让爱美人士烦恼的一大问题，出现了眼袋，人显老不说，看上去还很不精神。

那么，眼袋到底是怎么产生的呢？中医认为，眼袋与脾功能失调有关。中医眼科有"五轮学说"，将眼局部由外到内分为胞睑（眼睑）、两眦、白睛、黑睛和瞳神这五个部分（分别命名为肉轮、血轮、气轮、风轮、水轮），分别对应于脾、心、肺、肝、肾五脏。眼袋位于下眼睑，对应脾的问题，正是因为脾失健运、水湿潴留、湿滞胞睑，才会导致肌肉松弛、水肿，滋生眼袋。

一位 31 岁的患者有严重的眼袋问题，看上去无精打采。患者购买了各种眼霜、眼贴，其中不乏名牌产品，可使用后问题依旧。

患者每天早晨起床照镜子，看到那对硕大的眼袋，心情就会变得非常低落。有人建议她去做手术，但她又害怕痛苦。

经我们诊断，患者有脾阳虚的问题，导致脾的运化能力减弱，身体的水湿代谢不出去，这些水湿停留在体内，就会引起水肿、眼袋等问题。想要消除眼袋，就要想办法健脾祛湿、补中益气、运化水液，才能治本而不伤身，而艾灸就可以达到这样的功效。

具体来看，眼袋严重者可以选灸足三里、脾俞、三阴交、水分等穴位。

足三里穴的取穴方法如前所述（参见第 121 页）。艾灸足三里穴能够健脾燥湿、生发胃气，可有效消除眼袋。

脾俞穴的取穴方法如前所述（参见第 120 页）。艾灸脾俞穴能健脾和胃、增强机体的新陈代谢，特别是能够加快体内水分的代谢，有助于消除眼袋。

三阴交穴的取穴方法如前所述（参见第 116 页）。艾灸三阴交穴能够调理脾胃虚弱、消化不良、全身水肿、眼袋浮肿等。

水分穴的取穴方法如前所述（参见第 180 页）。艾灸水分穴能够调理水分代谢，有助于消除水肿、眼袋。

对于上述这些穴位，可以采用温和灸，施灸时把艾条燃着的一端对准穴位固定不动，在距离皮肤 1.5~3 厘米处施灸，以施灸处感到温热、舒适为度。每日或隔日灸一次，每次灸 15~30 分钟，10 次为一个疗程。

也可以把艾条放入艾灸罐，直接放置在穴位上施灸，待其燃烧完即可。通过艾灸罐的辅助，可以让艾灸作用于腧穴和经络，能够有效调理身体，而且安全网也能预防烫伤，使用更加方便、安全。

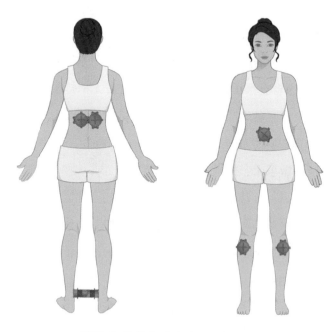

消除眼袋艾灸（先灸阳后灸阴）

需要提醒的是，利用艾灸治疗眼袋期间，不能暴饮暴食，也不能吃冰冷、油腻、辛辣的食物；并且要注意养成良好的生活习惯，抽烟、喝酒要有度；此外，尽量不要熬夜，要保证充足的睡眠，并可以做做眼保健操，以缓解眼部疲劳，促进血液循环，有助于预防眼袋的形成。

艾灸如何祛湿减重

肥胖对于爱美的人来说，无疑是一种很大的打击。它不但严重影响形体的健美，还会带来一系列的健康问题，更糟糕的是，肥胖可能引起自卑、焦虑、抑郁等心理障碍。

中医认为肥胖有多种原因。首先，肥胖与先天禀赋有关，也就是现代医学所说的遗传因素导致的肥胖；其次，由于平素嗜吃肥甘厚腻的食物，或是过量饮食，平时运动又不足，导致营养成分供过于求而引起肥胖，《素问·通评虚实论》就说"肥贵人，则膏粱之疾也"；最后，脏腑功能失调，如脾、肝、肾功能失调，导致痰浊、水湿蕴于机体，也会引起肥胖。

一位 36 岁的患者本来体形正常（身高 162 厘米，体重 105 斤），但是在产后身体逐渐发胖。近三年来，体重猛增到 170 斤。其间，患者曾经采用过节食、运动、服用减肥茶等方法，但体重都没能明显减轻。

与此同时，肥胖给患者的身体带来了沉重的负担，已经引起了血压偏高、心悸、气短、肢体笨重、月经不规律等情况。我们还发现患者有舌淡、苔白腻、脉虚缓等症状，合并其他症状，可以确定是脾虚湿盛、气机不畅、血脉滞涩引起的肥胖，治疗上以健脾利湿、理气行血为主。

对于这类肥胖，艾灸可以发挥良好的治疗作用。因为艾灸通过刺激穴位，能够调整全身经络气血，使脏腑功能恢复平衡；而且艾灸能够通经活络，加快人体新陈代谢，有助于去除体内湿气，达到减肥的效果。

具体来看，艾灸时可以选择天枢、丰隆、关元、三阴交等穴。

天枢穴位于腹部，横平脐中，在前正中线左右旁开 2 寸处。取穴时可以仰卧，通过乳头作一与前中线平行的直线，然后沿着肚脐中央作一水平线，这两条线之间的交点到肚脐中央连线的中点就是天枢穴。艾灸天枢穴能够调理肠胃，促进消化，并可增强肠道蠕动，利于排出体内的废物和湿寒之气，对减肥很有帮助。

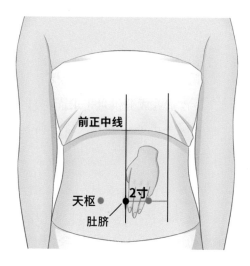

前正中线

天枢

肚脐

2寸

天枢穴位置

丰隆穴的取穴方法如前所述（参见第 202 页）。艾灸丰隆穴能够健脾利湿、化痰消脂。

关元穴的取穴方法如前所述（参见第 116 页）。艾灸关元穴能够固本培元、补益下焦，并可强身健体、疏通经络，有减肥瘦身的功效。

三阴交穴的取穴方法如前所述（参见第 116 页）。艾灸三阴交穴能够健脾利湿、调和气血、通经活络，对于脾胃虚弱导致的肥胖有很好的改善作用。

在艾灸时，我们可以悬灸天枢穴、丰隆穴。施灸时，将艾条燃着的一端对准穴位固定不动，在距离皮肤 1.5～3 厘米处施灸，以施灸处感到温热、舒适为度。每日灸 1 次，每次 10～20 分钟。隔日灸 1 次，10 次为一个疗程。建议每月一个疗程，连续治疗 6 个月。

也可以取姜片放在三阴交穴、关元穴上，然后将艾炷置于姜片上点燃，两穴先后顺序不限，每次 3 壮，每日灸治 1 次，10 次为一个疗程。疗程之间间隔 3～5 日。

还可以采用艾灸罐调理，灸时把艾条放入艾灸罐，直接放置在穴位上施灸，待其燃烧完即可。通过艾灸罐的辅助，可以让艾灸作用于腧穴和经络，能够有效调理身体，而且安全网也能预防烫伤，使用更加方便、安全。

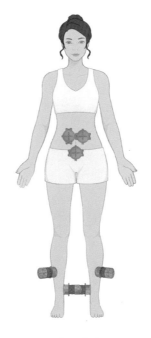

减肥艾灸

在合理艾灸的同时，我们还要养成一些生活好习惯，有助于安全、有效地减肥。比如可以适当运动，以增加对热量的消耗，同时可以加速新陈代谢，有利于健康减重；再如可以合理安排饮食，每天控制好总热量的摄入，不吃高脂肪的食物，同时要多吃蔬菜、水果和其他低脂肪食物，以促进胃肠蠕动，帮助排毒减脂。

第五章 防治传染病，"艾"护你健康

艾灸提高免疫力

防治传染病，中医有很多独到的经验，应用艾灸就是一种简便廉验的好办法。

用艾灸防疫，古已有之。就像端午曾被人们视为"恶日"，因为这段时间蚊虫滋生，瘟疫容易流行，所以家家户户都要挂上艾草，以起到防蚊虫、抗瘟疫的作用。

东晋著名的医学家葛洪在他的著作《肘后备急方》中还介绍了用艾灸预防瘟疫的方法："断瘟疫病令不相染，密以艾灸病人床四角，各一壮，佳也。"意思是说，在瘟疫流行期间，为了阻断患者之间互相传染，可以在其床脚各点一些艾绒，效果很好。

孙思邈在《备急千金要方》中也写道："凡宦游吴蜀，体上常须三两处灸之，勿令疮暂瘥，则瘴疠温疟毒气不能著人。"这也说明艾灸能提高人体免疫力，预防传染疾病。古人用艾叶防疫主要有两种方法：一是把艾叶点燃，用艾烟进行空气消毒防疫；二是通过发挥艾灸温阳扶正的作用，增强人体免疫力，从而防疫抗毒。

我们在预防病毒感染时也可以参考这样的思路。例如，新型冠状病毒感

染的病机以湿为主，我们就要用艾灸来扶助正气、散寒除湿、调理脾胃、提高机体免疫力。所谓"正气存内，邪不可干，邪之所凑，其气必虚"，通过艾灸调理，使人体"正气"达到强盛，这样病邪就不容易侵入机体，也就不会发生疾病。

具体来看，我们可以艾灸足三里、气海、中脘等穴位。

足三里穴的取穴方法如前所述（参见第 121 页）。足三里穴是强身保健的要穴，对它进行艾灸，可以增强自身体质，预防病毒感染。

气海穴的取穴方法如前所述（参见第 121 页）。艾灸气海穴能够改善气虚乏力，可提升体质；而且艾灸气海穴还能促进体内的寒气及湿气的排出，有助于气血的正常运转，对预防病毒感染很有帮助。

中脘穴的取穴方法如前所述（参见第 113 页）。艾灸中脘穴有健脾胃、祛湿浊的功效，中脘穴是预防病毒感染的要穴之一。

上述几个穴位可以采用艾条温和灸，其中足三里穴灸 15 分钟，气海、中脘穴每次选择一个穴位灸 10 分钟，以穴位红晕温热为度。每天灸 1 次，可以选择在午后或晚餐前施灸。

在艾灸的同时，我们也要积极地做好日常防护工作：首先，在公共场所或人员密集的环境，还是应当坚持佩戴口罩，以预防病毒传播；其次，要加强平时的体育锻炼，以提高身体免疫力；最后，要养成良好的卫生习惯，用肥皂或洗手液、流动水洗手，没洗手的时候不要触摸眼睛、口鼻。此外，家庭应当经常开窗通风，有条件的话也可以对居室做做消毒，有助于预防病毒交叉感染。

艾灸改善症状、舒缓情绪

艾灸不但能够有效预防病毒感染，还能成为辅助治疗措施，对提高患者治愈率、降低重症率作出贡献。

在此次对抗新型冠状病毒感染中，艾灸的疗效得到了充分的证实。河南中医药大学的高希言教授团队曾对36例新冠肺炎（轻型、普通型）腹泻患者辨证施灸：属寒湿困脾型，灸足三里、丰隆；属脾胃虚寒型，灸足三里、中脘；属肾阳不足型，灸命门、关元；属肝气郁结型，灸期门、太冲。

这些患者接受了每天两次的艾灸治疗，7天后35人腹泻症状得到缓解，31人核酸结果转阴，治愈率高达97.2%。

无独有偶，安徽省中医院的杨骏教授团队对7名新冠肺炎患者，采用了中医药对症治疗，辅以艾灸治疗。之后有3人临床症状或体征基本消失，4人病情好转。

这些例子充分说明艾灸能够缩短病程，可以有效缓解患者的痛苦，预防病情加重。不仅如此，艾灸还能帮助患者舒缓情绪。受到病情的影响，患者常会出现焦虑、紧张、抱怨情绪，如不及时缓解消极情绪，将会影响病情的改善。而艾灸有疏散郁气、改善情绪的作用，江西中医药大学陈日新教授团队就做过这方面的研究。他们对42例新冠肺炎（普通型）患者灸疗3次后，发现患者负性情绪的改善由61.9%升至92.9%，胸闷、纳差现象由治疗前的50%降至9.5%。这也提示了我们，艾灸能够舒缓情绪，提升患者的生活质量，也能够减轻医护人员的压力。

具体来看，为了改善症状、缩短病程、舒缓情绪，我们可以艾灸合谷、太冲、足三里、神阙等穴位。

合谷穴的取穴方法如前所述（参见第150页）。艾灸合谷穴，能开发腠理、宣通毛窍，可加强解表发汗的清热作用。

太冲穴的取穴方法如前所述（参见第128页）。艾灸太冲穴有平肝潜阳、镇肝熄风、清肝明目的效果，并可调理气机，可用于改善患者烦躁、易怒、不思饮食等症状。

足三里穴的取穴方法如前所述（参见第121页）。艾灸足三里穴有调和脾胃、补中益气的功效，有利于营养物质的吸收，能够起到促进恢复、缩短病程的作用。

神阙穴的取穴方法如前所述（参见第 113 页）。艾灸神阙穴具有补脾肾、益精气的功能，有助于扶助正气、强健身体。

在艾灸时，我们可以对合谷、太冲穴用艾条温和灸，每穴各灸 15 分钟；对足三里穴用艾条温和灸，每个穴位灸 10 分钟；对神阙穴用温灸盒灸 15 分钟。每天上午、下午各灸一次。

在接受治疗的同时，患者应当避免过度恐慌，可根据自身的症状或医生的建议，按照说明书的要求服用药物，同时要做好生活护理。比如可以多喝水，多食用富有营养成分、容易消化的食物，并要注意休息，给疲劳乏力的身体"充电"，感觉不适的话还可以卧床休息，同时要保持乐观的心态，有助于病情的恢复。

艾灸增强人体正气

在康复期，艾灸同样能够发挥积极的作用。2022 年 12 月 10 日，国家中医药管理局中医疫病防治专家委员会发布了《新冠病毒感染者居家中医药干预指引》，其中的康复方案包括"中成药康复"和"非药物疗法康复"两部分。

"非药物疗法康复"明确指出了康复可以使用的艾灸疗法，这是专家学者结合三年来新型冠状病毒感染救治经验研究制定的结果，对我们也有很好的参考作用。

具体来看，康复期可以艾灸大椎、肺俞、上脘、中脘、膈俞、足三里、孔最、肾俞等穴位，以帮助恢复肺脾功能，增强人体正气。

大椎穴的取穴方法如前所述（参见第 140 页）。艾灸大椎穴能够补肾温阳、增强身体抵抗力，可以促进身体恢复。

肺俞穴的取穴方法如前所述（参见第 143 页）。艾灸肺俞穴能够养阴润肺、清热补虚、开窍醒神，对促进康复很有帮助。

膈俞穴的取穴方法如前所述（参见第 147 页）。艾灸这个穴位能够理气宽胸，活血通脉，养血和营，促进康复。

上脘穴位于上腹部，前正中线上，当脐中上 5 寸处。艾灸上脘穴具有良好的温中散寒、缓急止痛的功效，具有治疗食欲减退、脾胃虚弱、消化不良的作用，可用于康复期缓解胃部不适。

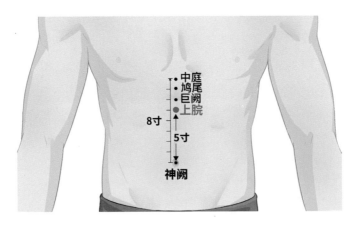

上脘穴位置

中脘穴的取穴方法如前所述（参见第 113 页）。艾灸中脘穴有健脾胃、祛湿浊的功效，有助于改善康复期的胃部不适。

足三里穴的取穴方法如前所述（参见第 121 页）。艾灸足三里穴对脾胃有很好的调整作用，有利于营养物质的吸收，对于康复期身体虚弱有较好的改善作用。

孔最穴在左右前臂掌面桡侧，当尺泽与太渊连线上，腕横纹上 7 寸。取穴时可以正坐，伸臂侧掌，先确定尺泽穴与太渊穴的位置，再从尺泽与太渊连线的中点处向上 1 横指，桡骨内侧缘处就是孔最穴。艾灸这个穴位能够清热止血、润肺理气、平喘利咽，对康复期的患者很有帮助。

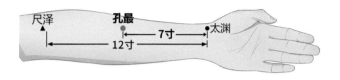

孔最穴位置（双穴，图中仅标一侧作为示意）

肾俞穴的取穴方法如前所述（参见第 117 页）。艾灸肾俞穴能够外散肾脏之热，并可益肾助阳、强腰利水，促进康复。

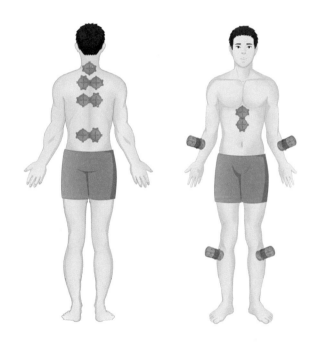

新型冠状病毒感染恢复期艾灸（先灸阳后灸阴）

我们在艾灸时，对大椎、肺俞与膈俞（或中脘与上脘）可以用温灸盒灸 30 分钟；对足三里、孔最、肾俞可以用艾条温和灸，每穴灸 15 分钟，每日 1 次。

除了接受治疗外，在恢复期，患者还要注意做好生活调适。在饮食上，要注意定时定量，食物多样，合理搭配，以摄入充足的营养，并要保证饮水量。在日常作息上，要注意规律作息，避免熬夜。另外，在身体允许的前提下，可以从低强度活动开始，进行日常锻炼，如果没有明显不适，数周内可以慢慢增加活动强度，以提升体质，促进康复。

需要提醒的是，在康复期部分患者会持续咳嗽一段时间，如果无发热或高烧症状且不影响日常生活，可以不进行特殊处理。

附　录

建言献策

灸法研究的战略思考

灸法是最具传统特色的中医药疗法。近年来，灸法的应用与疗效的提高日益受到关注。2009 年，科技部首次立项了"973"计划项目"灸法作用的基本原理与应用规律研究"，该项目初步阐明了"艾灸理化特性的生物效应机制、灸疗的热敏规律及其科学基础、艾灸效应关键因素的临床科学基础"之关键科学问题，实现了多项重大创新。在此基础上，如何继续开展灸法研究值得深入思考。

1. 艾灸内源性调节机制研究，是揭示灸法作用机理与科学内涵的关键

艾灸防治疾病是通过艾燃烧后，给予机体热、光、烟刺激，多靶点、多途径激发了机体自身的内源性调节系统，产生了内源性保护物质，进而发挥靶器官调节效应。因此，探索灸法作用的内源性调节机制，是揭示灸法作用机理的核心问题。

灸法对机体具有的内源性调节作用主要包括内源性修复作用和内源性保护作用。研究显示艾灸能诱导多种内源性保护物质的表达，艾灸预处理可以促进正常大鼠胃黏膜 HSP70 蛋白及 mRNA 表达上调，抑制炎性细胞因子的表达，减轻组织炎症反应，上调胃黏膜损伤大鼠血清与胃黏膜 EGF、TGF-α 的含量，增强 EGFR、PCNA 表达及细胞增殖，说明艾灸预处理可以对胃黏膜起到预保护作用。在艾灸内源性修复作用方面，发现艾灸能下调炎症性肠病大鼠

TNF-α 及其受体表达，修复大鼠结肠上皮超微结构，改善结肠上皮屏障结构和功能；艾灸能调节溃疡性结肠炎大鼠结肠 HSP70，IL-1β、IL-6 等多种内源性物质的表达，发挥治疗作用；同时，还发现了艾灸治疗肠易激综合征内源性镇痛的部分物质基础。这些研究初步证实了灸法对机体具有内源性保护和修复效应。在此基础上，多层次、多角度、多学科研究灸法的内源性调节作用（保护和修复作用）及其科学原理，探索灸法作用的基本特点，有望全面系统地揭示灸法的作用机理与科学内涵。

因此，有必要在已有研究成果的基础上，围绕艾灸的内源性调节作用，以临床有效病症为载体，深入开展灸法效应的内源性保护机制、内源性修复调控机制、内源性痛觉调制效应和内源性中枢整合机制的研究，进一步揭示灸法作用机理，以促进灸法的临床应用和灸疗学的发展与繁荣。

2. 艾灸得气、灸温、灸材等因素的作用特点与规律研究，是阐明和提高艾灸疗效的关键

艾灸穴位时人体局部及全身出现的一种特殊感觉和反应，称之为艾灸得气。与针刺后产生的"得气感"与"气至"等经气活动一样，艾灸得气也是人体穴位的经气被激发的表现，是人体内源性调节功能被激活的标志。古代医籍中，有散在的关于艾灸得气现象的记载，但是针对艾灸得气的研究和文献多为现象的描述，尚没有关于艾灸"得气"特征的客观量化指标。已结题的"973"计划项目"灸法作用的基本原理与应用规律研究"，从艾灸"热敏现象"的角度对艾灸得气进行了初步探索，显示艾灸热敏态穴位能激发透热、扩热、传热等灸感和经气传导。目前，亟须找到"得气"的客观评价工具，明确艾灸得气与临床疗效的量学关系，优化艾灸得气温控激发的皮温参数，并从脑功能网络动力学和神经突触可塑性角度探索艾灸得气现象的生物学基础，从而揭示灸法得气状态下疗效产生和提高的生物学机制，为临床促进艾灸得气、提高灸法疗效提供科学指导。

适宜灸温是取得最佳灸效的重要前提和决定性因素之一。研究发现 45 摄氏度或 46 摄氏度艾灸的降脂、抗氧化、保护血管内皮功能与预防动脉硬化等效应均优于 38 摄氏度艾灸; 45 摄氏度艾灸的抗炎效应优于 38 摄氏度艾灸。但也并非温度越高, 效应越强。机体对艾灸刺激可能具有一定的有效阈值范围, 即适宜的艾灸温热刺激, 当艾灸达到有效阈值, 即达到效应的平台期, 即使刺激量超过阈值, 效应也不再增加。但这方面的研究刚刚开展, 不同施灸温度与临床疗效关系如何, 其效应差异的作用机制如何, 还亟待进一步深入揭示。因此, 有必要从多角度开展灸温作用的研究, 阐释灸温对艾灸疗效的影响机制。

如何规范和确保灸材质量也一直是艾灸临床研究的核心问题。不同储存期的艾被认为具有不同的治疗效果。不同产地的艾绒也被认为有疗效差异。近年来, 对艾叶的本草考证、性状鉴别、显微特征、化学成分、药理药效、安全性评价都有大量报道。艾叶质量随产地、储存和采收时间、加工方式、贮藏方式等不同其药效有很大变化。其中, 不同储存期、不同产地的灸材质量变异尤其突出。由于严格的大范围采样及对比研究的困难, 产地对艾叶的影响仅有一些简单的结果。进一步深入研究艾条不同储存期、产地和疗效的关系以及其燃烧特征, 揭示不同储存期、产地艾叶质量的变异规律, 明确优质艾叶的物质基础与燃烧特征, 阐明不同储存期、产地艾叶的作用特色及生物学机理, 是当前灸材研究的热点, 也是研究影响灸效关键因素的重点之一。

3. 艾灸热、光、烟与灸效的关系研究, 有助于揭示灸法起效的关键因素

艾灸作用环节中存在着温热刺激、光辐射、艾燃烧生成物三个主要因素。"973"计划"灸法作用的基本原理与应用规律研究"项目初步证实: 灸法疗效可能是热、光、烟的综合作用。

在温热刺激方面, 研究发现不同灸法的温度曲线存在差异。还有研究发现艾灸温热刺激穴位局部组织, 可诱导局部组织产生某种物质, 作为免疫原激活免疫系统从而发挥治疗效应。但是这些结果都是热、光、烟综合作用于穴位时

得出的结论，尚未见有将"热"作为单独因素刺激穴位的效应和生物学机制的报道，要想回答在灸疗热、光、烟中，温热刺激是否是决定因素，需要将灸"热"作为单独刺激因素进行深入研究。

在光辐射研究中发现，艾灸辐射光谱具有靠近近红外并以远红外为主的红外辐射特征，谱峰约为 2.8~3.5 微米；艾绒燃烧时的辐射光谱在 0.8~5.0 微米之间。在进行穴位艾灸时，穴位对传统隔物灸的共振红外辐射和匹配吸收是传统隔物灸起效的重要机制。

在艾烟的研究中，虽然有研究认为艾烟中含有单环芳香烃（MAHC）、甲醛（HCHO）、多环芳香烃（PAHs）等对机体有害的物质；但也有研究发现，短期艾烟暴露对人体自主神经系统具有良性调整作用；艾烟急性毒理实验也显示艾烟毒性分级为微毒，低剂量亚慢性染毒对大鼠组织器官并无明显影响。

综上所述，现有的文献初步证实艾灸通过热、光、烟综合发挥作用。目前艾灸效应的研究多是热、光、烟综合作用于穴位时得出的结论，尚缺乏系统的对比研究，尚不清楚热、光、烟单个因素在其中发挥的作用和权重。因此，应探索热、光、烟在综合效应中所占的权重及其产生灸效的生物学基础，明晰热、光、烟单个因素与灸效的关系，评价热、光、烟在艾灸临床效应中的作用及安全性，明确热、光、烟的作用机制和作用特点，从而深入揭示灸法起效的关键因素。

4. 艾灸与针刺效应的比较研究，能有效指导临床针、灸的应用和丰富针灸学理论

艾灸是热、光、烟的综合刺激，而针刺是一种生物力学引起的创伤性物理刺激。艾灸作用面积较大；而针刺的作用面积较小。艾灸发挥效应由点及面，由中散边；而针刺则由点及线，由浅入深。艾灸穴位的局部效应启动部位较浅；而针刺较深。艾灸温热效应更强，免疫调节作用更明显；而针刺抗炎止痛作用更强。针对艾灸和针刺的不同刺激特点，有必要借鉴生物传热学、光子生物医学理论，以系统生物学的蛋白组学、代谢组学，脑功能成像等现代生物学技术

为手段，阐释艾灸与针刺效应的局部启动机制—传导途径—靶器官响应的特点和作用原理，分析其异同点，以期初步揭示"针所不为，灸之所宜"的科学内涵，以便进一步有效指导临床针法、灸法的选择或组合应用。

5.多学科交叉研究，有助于系统、全面地阐释灸法作用机理

当代先进的技术与方法、多学科交叉研究方法的应用，促进了对灸法的科学认识，也为进一步阐明灸法的作用机理提供了重要保障。在深入研究灸法作用机理，尤其是艾灸启动因素、作用关键参数，以及内源性调节机制等关键科学问题时，必须借助现代生物科学技术，开展多学科合作和交叉研究。这样，既可以深入到细胞、蛋白质、基因等水平，从微观角度解析灸法效应的物质基础和实现过程；也可以通过信息整合，从整体水平宏观地探究灸法所表现出的多层次、多靶点调控模式；同时，物理学、影像学等其他学科的相关技术，为系统、全面阐释灸法的作用机理提供了可靠保障。

吴焕淦（上海中医药大学上海市针灸经络研究所）

马晓芃（上海中医药大学上海市针灸经络研究所）

刘慧荣（上海中医药大学上海市针灸经络研究所）

余曙光（成都中医药大学针灸推拿学院）

吴璐一（上海中医药大学上海市针灸经络研究所）

孙艳红（中国科学院上海应用物理研究所物理生物学研究室）

田甜（中国科学院上海应用物理研究所物理生物学研究室）

施茵（上海中医药大学上海市针灸经络研究所）

张建斌（南京中医药大学第二临床医学院）

赵百孝（北京中医药大学针灸推拿学院）

胡玲（安徽中医药大学针灸经络研究所）

常小荣（湖南中医药大学针灸推拿学院）

新时代针灸的发展

针灸是中国传统医学的瑰宝，随着改革开放与"一带一路"的深入推进与发展，中国针灸逐步走向世界舞台。2010年，联合国教科文组织将中医针灸列入《人类非物质文化遗产代表作名录》。2017年，针灸铜人雕塑屹立在了世界卫生组织（WHO）的大厅，标志着中国针灸已成为世界针灸。目前，针灸已经成为国际上使用最为广泛的传统医学，应用于全球193个国家和地区，并逐步被纳入主流医学体系。针灸在新时代也得到了进一步的繁荣发展，无论是在临床实践应用、学科发展，还是在基础、临床、理论研究与创新方面均取得了长足进步。

1. 新时代针灸发展新进展

新时代，针灸的疾病谱与适宜病种得到了极大拓展。检索国际SCI期刊针灸临床研究文献发现，除疼痛类疾病以外，针刺治疗非疼痛类疾病的研究持续增长，涉及病种12种以上。针灸在综合性医院的应用也日益广泛，共涉及15个二级学科，同时在治未病、养生保健、亚健康调理等方面也有了越来越多的应用。

新时代，灸法在继承与发扬针灸经络腧穴理论特色与优势的基础上，在理论研究、基础研究与临床研究等方面得到了重大的创新与发展。热敏灸技术得到广泛的推广应用，并辐射到国际上 20 多个国家。灸养概念被提出，热敏灸小镇已成为全民健康的新模式。值得一提的是，灸疗产业化发展欣欣向荣，截至目前整体产业规模已超过百亿元人民币，各种灸用艾制品、灸疗设备层出不穷。灸疗产业标准也应运而生，一系列国际标准、国家标准、行业标准及地方标准被推出，用于规范灸疗产业的原材料、技术操作规范及器材标准等。

近年来，中国针灸临床研究得到迅速发展并取得了一系列重大成果，主要进展表现在以下方面：① 数量上，中国已成为国际上开展针灸临床研究最多的国家；② 质量上，高质量针灸临床研究不断涌现，进一步提高了针灸的国际影响力；③ 针灸临床疗效评价体系初步形成；④ 针灸临床研究方法更为规范。针灸临床研究的高质量发展，为中国针灸由经验医学走向循证医学提供了高水平证据，有利于临床研究成果向循证证据的高质量转化。

近年来，中国针灸标准规范稳步发展，在针灸国际标准化进程中发挥着引领作用。总体上看，中国针灸标准体系已基本形成，针灸标准数目逐渐增多，针灸国家标准、行业标准和团体标准协同促进针灸事业规范发展。截至 2022 年 12 月 31 日，中国已发布针灸国家标准 37 项，其中包括针灸基础标准 8 项、针灸技术标准 28 项、针灸管理标准 1 项。针灸国家标准外文版正陆续发布，实现外文版发布的已有 3 项，即将实现外文版发布的有 14 项；此外，还发布了针灸行业标准 3 项、团体标准 65 项。针灸国际标准方面，中国主导研制并发布的针灸国际标准有 55 项：开创了中医药标准 ISO（International Organization for Standardization）国际化先河的 15 项 ISO 针灸标准（包括首个 ISO 中医药标准），7 项世界中医药学会联合会针灸标准、7 项 WHO 针灸标准、26 项世界针灸学会联合会针灸标准。上述针灸标准化工作的开展，为中国在针灸国际标准化工作中取得主导地位奠定了坚实基础。

近年来，随着针灸的国际化、多学科交融以及现代科学研究的深入，针灸新技术不断涌现，许多从不同角度创新性认识针灸的理论体系也相继问世。穴位敏化学说、肌筋膜学说、中枢—躯体—内脏反射区学说等针灸理论与人体解剖、免疫学、神经生理等学科的交叉融合，完善了经典针灸理论体系。经过几千年实践经验的积累以及现代科学研究、高等教育的规范发展，针灸已经成为理论知识体系相对独立、治疗技术特色鲜明、临床应用极为广泛的独特学科。2022年9月，教育部印发了《研究生教育学科专业目录（2022年）》和《研究生教育学科专业目录管理办法》，将针灸学科提升为一级学科。这是针灸学专业体系发展史上的里程碑，将进一步扩大针灸的海内外影响，推动针灸高质量发展。

2. 新时代针灸发展面临的挑战

（1）符合针灸自身规律的诊疗体系亟须建立

辨证论治是中医的独特诊疗模式，是中医认识疾病和治疗疾病的基本原则。近年来，针灸临床不能照搬方药辨证理论已成共识。中医药"大方脉"理论体系在针灸临床中的应用限制了针灸自身辨证论治理论的发展，同时也影响了针灸的临床疗效，导致针灸理论与临床实践的脱节。辨证论治在针灸治疗中的体现与应用应以经络辨证为主，比起"大方脉"辨证体系，它更关注经络的循行分布、功能特性及病理变化，强调通过经脉与经络诊察辨别病位、病候并归经，结合八纲、气血、脏腑功能等进行辨证论治。显然，当前针灸及其相关研究弱化了经脉辨证的应用。同时，随着医学的发展和中西医的融合，辨病论治的针灸诊疗模式也在逐渐形成，对传统的针灸辨证论治诊疗体系形成补充。近年来，针灸界对针灸的辨证论治逐渐重视并开展了多次学术讨论，建立符合针灸自身规律的诊疗理论体系成为学术界的共识，然而如何建立符合针灸特点的诊疗理论仍需大量的探索和研究。

（2）针灸临床疗效评价体系仍需完善

针灸作为操作性复杂干预，其疗效评价与化学药物及中医药相比有其独特之处。目前，主流的临床流行病学的疗效评价体系是针对作用机制确切的化学药物建立的，针灸作为作用机制复杂且尚未明确的治疗干预，现有的常规临床疗效评价方法难以准确地评价其疗效。同时，由于针灸的特殊性，其疗效评价仍面临诸多方法学问题和挑战。目前，经过大量的摸索和实践，已经初步建立了"真实世界"与"理想世界"两法并举、探索性和验证性研究阶梯递进的针灸临床疗效评价体系等一系列研究理念和方法。虽然上述阶梯递进的针灸临床评价体系已具雏形，但仍存在具体实施方法不够详细、研究设计方法有待进一步创新、数据信息系统等基础支撑设施尚需加强等问题。因此，建立符合针灸临床特点的研究范式和评价体系仍是当前针灸临床研究的关键和难点。

（3）针灸研究系统性有待加强，针灸大科学研究计划应持续实施

尽管当前针灸研究的数量大幅增加，范围十分广泛，研究成果日益得到重视，但仍存在较多问题，如研究数量虽可观，但重复研究过多且质量参差不齐，高质量证据仍然缺乏；研究涉及面较广，但不同研究间系统性整体性不强；研究精细化程度不够，针刺频次、穴位方案优选、针刺疗程等针刺细节方面研究欠缺；基础研究与临床研究脱节，亟须关注和创新二者的转化机制。今后研究需进行整体布局，加强顶层设计，选好切入点，研究应更注重精细化、精准化。

（4）针灸高质量临床证据仍然不足，临床实践指南有待补充

尽管近年来中国已开展了不少针灸临床研究，但高质量证据仍然缺乏，这也是导致相关临床实践指南不足的主要原因。研究者调查了针刺治疗的 77 种疾病，发现仅在 8 种疾病中有中等或高确定性证据。临床实践指南以中国国内制定的为主，但也存在数量不足、质量不高的问题。目前，国际上尚无由国际学术组织制定的专门的针灸临床实践指南，仅有一些针对针灸治疗相应疾病的推荐意见，但由于当前临床研究证据及其质量的不足，这些推荐的力度也不理想。未来我们应继续保持高质量针灸临床试验的产出，补充以及系统整合各系统疾病的针灸临床证据。同时，在指南的制定过程中也要注意相应的方法学要求，将高质量临床证据转化为高质量临床实践指南。

（5）针灸研究成果推广有待提高，应创新针灸推广应用方法

尽管国内已对针灸展开了大量研究，但研究成果的转化与推广度仍有待提

高。当前，中国与西方发达国家科技成果转化率仍存在较大差距，针灸临床证据与临床实践的转化，针灸基础研究与临床研究之间存在脱节现象。在多学科与针灸学科融合、现代医学手段与科学技术结合的新形势下，针灸科研成果的转化存在不足与滞后。在研究成果的推广应用方面，相应的平台建设有所欠缺，科研机构、高校与企业之间的产学研合作有待加强，科技成果转化体系尚不健全，成果转化方法与技术仍需进一步提高。在问题驱动型研究范式下，针灸临床研究应该更多从临床问题出发，坚持"从临床中来，到临床中去"的原则，注重基础研究与临床研究相互转化，加强多学科与现代技术融合，解放思想，创新机制，开拓针灸转化新途径。

3. 新时代针灸发展展望

中国针灸已经成为世界针灸。随着针灸的现代化与国际化，中国针灸的进一步发展必将面临更多的机遇与挑战。尽管近年来，针灸在理论体系、基础研究、临床研究以及循证实践等方面均取得了长足的进步和巨大的突破，但在科学技术快速发展的新形势下，如何围绕针灸学科根本问题，充分利用现代信息技术、大数据、人工智能等实现数字化转型及深度的学科交叉，是未来针灸现代化必须面对的课题。同时，新形势下针灸研究的新范式构建和完善、转化机制研究以及人才培养是未来推进针灸高质量发展的关键。在针灸的国际化方面，应进一步加强各方面的国际合作与交流，同时保持开放包容的态度，科学理性地看待针灸的本土化，相互借鉴，让中国针灸真正成为世界人民的针灸，为人类健康作出更大贡献。

谢依璇（北京中医药大学针灸推拿学院）

闫世艳（北京中医药大学针灸推拿学院）

陈波（天津中医药大学针灸推拿学院）

刘保延（中国中医科学院）

结合现代技术，多学科交叉合作，
系统全面阐释针灸作用机制

　　随着现代科学技术的不断进步，对传统医学疗法的研究也日益深入，其中灸法作为中医传统疗法之一，其作用机理一直以来备受关注。

　　在国家首个关于灸法研究的"973"计划课题"艾灸的温补效应规律及其原理研究"的开展过程中，我们初步揭示了艾灸温补效应的作用机制为：艾灸激活穴位（局部始动），推动气血运行，调节神经—内分泌—免疫网络（调节通路），调节脏腑功能（效应器官响应）。如"以温达补"——通过神经传导途径激活内源性保护物质，增强防卫免疫功能；"以温促运"——通过脑肠轴途径促进胃肠运动、消化吸收及代谢功能；"以温重建"——通过细胞内信号转导通路达到抑制炎性反应、抗凋亡、促修复功能。

　　艾灸的刺激特点是温热，具有温通和温补两大效应，其适应病症可归纳为"虚、寒、瘀、痰"。艾灸温通与温补的效应规律在于：针对不同病症选取适宜灸法，最佳灸效的产生取决于合理灸时，维持最佳灸效取决于合理灸程，艾灸温通与温补效应之间的关系可归纳为以温促通、以通促补、以补促通、通中有补、补中有通、通补互用，其效应特点是"在生理上相互联系、病理时相互影响、治疗时相互为用"，其效应规律表现为条件性、程度性、差异性和持续性。

　　影响艾灸疗效的因素众多，其中灸材、灸法、灸量及灸位对艾灸疗效的影响较为关键。

灸材，即施灸材料。灸材种类多样，艾叶/绒、桃枝、桑枝、药线、灯心草等均可用于临床施灸。而艾叶/绒具备来源广泛、炮制简单，燃烧时温热特性显著，操作性强等优点，成为流传至今并在临床上应用广泛的灸材。《本草纲目》曰："凡用艾叶，须用陈久者，制令细软，谓之熟艾；若生艾灸火，则易伤人肌肤。"现代研究显示艾叶/绒作为灸材，其温热刺激、光辐射和艾灸生成物是作用环节中的三个主要因素。艾叶/绒中的微量元素和挥发油等化学成分复杂，且因产地、品种、栽培方式和采收时间不同而存在差异，对灸效也会产生不同影响。

灸法，即施灸方法。自古以来，艾灸方法众多，主要可分为艾条灸、艾炷灸和温针灸三大类，其中艾条灸又包括了悬起灸和实按灸，艾炷灸包括直接灸和间接灸，温针灸则是将针刺与艾灸相结合的灸法，随着近现代艾灸器具的产生，又出现了解放医生双手的温灸架、温灸筒及温灸盒等灸法。艾灸方法是影响灸效的重要因素，不同的病症有其适宜的灸法，不同灸法对机体局部与整体产生不同效应，例如：急性高脂血症模型大鼠，温和灸、麦粒灸对神阙穴局部皮肤间隙相关蛋白表达的影响大于隔姜灸。灸法亦分补泻，《丹溪心法》曰："灸火有补火泻火。若补火，火烱至肉；若泻火，不要至肉，便扫除之。"《针灸大成》也提出："以火补者，毋吹其火，须待自灭，即按其穴。以火泻者，速吹其火，开其穴也。"艾灸补泻，宜针对寒热虚实不同病证，分温凉补泻。

灸量，即施灸时量，历代医家均重视灸量的选择。《医宗金鉴》曰："凡灸诸病，火足气到，始能求愈。"强调达到一定的灸量后才能产生相应灸效。《外台秘要》曰："凡灸有生熟，候人盛衰及老小也。衰老者少灸，盛壮强实者多灸。"《扁鹊心书》云："大病灸百壮，小病不过三五七壮。"《医学入门》曰："针灸穴治大同，但头面诸阳之会，胸膈二火之地，不宜多灸，背腹阴虚有火者，亦不宜多灸，惟四肢穴最妙，凡上肢及当骨处，针入浅而灸宜少，下肢及肉厚处，针可入深，灸多无尽。"提示了艾灸时应根据患者体质、年龄、病情、病位等选择施灸灸量。

灸位，即施灸部位。腧穴特异性是艾灸对机体产生作用的内因，不同病症选取相应腧穴、施灸部位，是艾灸对不同病症产生较好疗效的又一重要因素。中医以辨证论治为诊疗特色，艾灸疗法基于经络腧穴理论，辨证取穴施灸，常收效较好。

除了上述关键因素，机体反应性对灸疗效应也有重要影响。处于病理状态的机体对于艾灸的反应有异于健康机体，换言之，只有当机体处于某种病理状态时，艾灸才能体现其疗效，才能有的放矢地发挥效应。因此，临床实践中通过控制相关影响因素，可提高艾灸疗效。临床上应根据患者体质、年龄、病情、病位等差异，选取优质适宜的艾灸材料，采取不同的艾灸方法、艾灸时量，选择相应艾灸部位/腧穴，辨证、辨经论治。而灸法标准化的研究，在施灸材料（包括艾绒、间隔物等）的质量标准，艾条、艾炷和间隔物的制作标准，不同灸法、灸量的操作规范，艾灸诊室的环境标准等方面的研究对于控制影响因素，提高艾灸疗效具有重要意义。

同时，为更全面、深入地揭示灸法的作用机理，亟需借助现代生物科学技术，进行多学科的合作和交叉研究。这样，既可以深入到细胞、蛋白质、基因等水平，从微观角度解析灸法效应的物质基础和实现过程；也可以通过代谢组学、肠道菌群等研究热点，从整体水平宏观地探究灸法所表现出的多层次、多靶点调控模式；同时，物理学、影像学等其他学科的相关技术也可以为系统、全面阐释灸法的作用机理提供可靠的保障。

有关灸法作用机理研究中仍亟待解决的关键科学问题，主要有以下几方面。

1.与针刺得气类似，艾灸的过程中艾灸得气也是人体穴位的经气被激发的表现。但是目前针对艾灸得气的研究较少，对于艾灸"得气"的客观量化指标还没有定论。因此需要找到"得气"的客观评价工具，以明确艾灸得气与临床疗效的量学关系。

2.艾灸发挥防治疾病的作用主要是通过艾燃烧后，对人体给予热、光、烟刺激，多靶点、多途径激发机体自身的内源性调节系统，产生内源性保护物质，进而发挥靶器官调节效应。因此，探索灸法作用的内源性调节机制，是揭示灸法作用机理的核心问题。

3.不同施灸温度与临床疗效关系如何，其效应差异的作用机制如何，还亟待进一步深入揭示。

4.灸材是艾灸作用中非常重要的一个影响因素，如何规范和确保灸材质量也是艾灸临床研究的核心问题。

5.研究表明，艾灸效应多是热、光、烟三者综合作用的效果，但是对于热、光、烟单个因素在其中发挥的作用和权重的研究尚不明确。因此，探究热、光、烟单个因素与灸效的关系，评价热、光、烟在艾灸临床效应中的作用及安全性，明确热、光、烟分别的作用机制和作用特点，有助于深入揭示灸法起效的关键因素。如艾烟中哪些成分以何种方式（皮肤渗入、吸入、嗅觉等）参与灸法效应启动，艾灸的光、热刺激如何启动穴位局部感受器调节靶器官发挥治疗作用等，均值得进一步深入研究。

相信借助现代技术手段，通过多学科的协同作战，我们有望更全面深入地解释针灸的作用机制，为其在现代医学中的广泛应用打下更为坚实的科学基础。

常小荣（湖南中医药大学针灸推拿与康复学院）

铺灸疗法的研究进展

铺灸是指于督脉的脊柱段施以"隔药灸"并使之发泡，用于治疗强直性脊柱炎的一种特殊艾灸法，又称长蛇灸、铺灸等，是在传统中医外治法的基础上创立的新技术。它是主治强直性脊柱炎的一种特色外治技术，目前用于医学领域阳虚证、脊柱病的治疗，以促进阴阳平衡，起到防病保健的作用。

铺灸所用材料：①艾绒，艾绒是由艾叶经过精细加工制成，其作用为通经活络、散寒除湿、回阳救逆、消瘀散结、防病保健等；②生姜，将生姜制成姜泥，其作用为解表散寒、温经通络。现代药理研究，生姜具有止痛、调整免疫等作用；③中药粉，中药粉是将具有温肾通督、壮骨透肌、破瘀散结、通痹止痛等作用的中草药加工成粉末。

铺灸的技术体系：铺灸，不是在督脉上施灸就随意称之，其技术体系是基于传统中医外治法《黄帝内经·素问·骨空论》"督脉生病治督脉，治在骨上"和"病在骨，焠针药熨"的理论结合传统灸法的临床特点及多年的经验，创新的一种专治强直性脊柱炎的特色灸疗方法，选取督脉的大椎至腰俞穴作为施灸穴位，施以"隔药灸"并使之发泡。铺灸治病的作用是多方面的，涵括经络、腧穴、药物、艾灸等多种因素的综合优势，直对病所进行强势调整。

铺灸的作用机理：①大量艾气、姜气、蒜气和其他药物作用于机体，有抗御病毒、病菌的作用；②通过提高机体局部、整体、内脏的温度，既能提高机体免疫力，又能抑制病气、祛除病邪的方法；③铺药灸比古人治寒痹之熨法、针熨法操作简单。

铺灸的扩展应用主要有以下几个方面。

1. 风湿类疾病

风湿性关节炎、类风湿性关节炎、强直性脊柱炎等属中医痹证类的疾病，由风寒湿侵袭机体而发，无论是新病还是久病，均可应用经脉铺灸疗法。根据中医辨证不同，视其风、寒、湿、痰、瘀、虚、实等的不同，可配不同的中草药粉剂，均匀铺撒督脉夹脊穴及膀胱背部分布线上，然后辅姜及艾绒，每日一次。对此类病人，采用经脉铺灸可祛风寒湿，行气疏通经脉而止痛。

2. 妇科病

痛经、急慢性盆腔炎、盆腔积液、不孕症、更年期综合征等辨证为寒湿瘀滞、痰瘀阻滞经络、阳气不通者，采用经脉铺灸可温经散寒，祛瘀行气散结、疏通经脉。此类病人多上热下寒，经脉铺灸部位以平脊中、脾俞穴段至平秩边、白环俞、下髎段。铺灸时加宽加厚铺姜辅绒面积，此段位下属阴，阴寒之邪凝滞阳气不通，当温通阳气、散寒行气通络，散瘀消滞，甚者则配合艾条温和灸关元、气海、中极穴等。

3. 白细胞减少症

对于多种原因的贫血，包括白细胞减少、红细胞减少、血红蛋白低于正常，亦包括恶性肿瘤患者，因放疗、化疗影响造成的骨髓造血机能低下，致使白细胞减少者，此类患者属中医学的"血虚""虚劳"，中医辨证为脾肾两虚、肝肾阴虚者。取胸 10- 腰 5 椎段督脉夹脊穴及膀胱分布线进行铺灸。贫血患者通过经脉铺灸疗法以督脉为主线，波及夹脊穴和背腰部脾、胃、大肠、小肠等腧穴，铺灸可壮督益髓宣导阳气，促进骨髓的造血机能，调节脾胃、肝、肾、小肠等脏腑功能，促进气血化生与精血的互化，气血与骨髓生机旺盛则白细胞上升。

4. 感冒

对于外感风寒类感冒者及素体阳虚背部觉寒凉、易发感冒者，采用经脉铺灸颈胸段，可以祛风散寒，温阳解表。因感冒多夹风邪，风为阳邪，颈背部亦为阳，"风邪为患，上先受之"，故经脉铺灸治疗感冒时铺灸颈胸段。

5. 亚健康状态者

亚健康即指非病非健康状态，介于健康与疾病之间的一种生理功能低下的状态，亚健康状态者无器质性病变，具有机体脏器功能失调的多种表现：两目干涩、失眠多梦、胸闷气短、食欲不振、疲乏无力、精神萎靡不振、四肢畏寒、手足怕凉等。此类病人，通过经脉铺灸，疏通经络气血，振奋阳气，可调节机体脏腑功能。

6. 冬病夏治

一些在秋冬春之际容易反复发作或加重的慢性、顽固性肺系疾病、消化系疾病、风湿免疫疾病等，中医辨证属阳虚为主，或寒热错杂以寒为主的患者均可选择夏季伏天进行经脉铺灸，阳气不足、肺气虚弱及虚寒疼痛和一些免疫功能低下类疾病在春夏治疗均较其他季节治疗效果好。比如：支气管炎、支气管哮喘、过敏性哮喘、过敏性鼻炎、变异性咳嗽、感冒、肺气肿、慢性阻塞性肺病等呼吸道慢性疾病；慢性胃炎、慢性结肠炎及慢性胃肠功能失调者；风湿性关节炎、类风湿性关节炎、强直性脊柱炎等在冬季加重而在夏季缓解者。冬病夏治时间：在三伏天均可，在每个伏天做一到两次铺灸。

杨金生（国家中医药管理局对台港澳中医药交流合作中心）

范竹雯（北京知医堂中医诊所）

魏素丽（北京小汤山康复医院）

张东旭（杭州汇成堂中医门诊部）

周运峰（河南中医药大学第三附属医院）

黄爱军（浙江中医药大学基础医学院）

张双艺（浙江中医药大学针灸推拿系）

杨建宇（北京和平里医院名老中医工作室）

急症灸法的发展、实践与思考

急症，一般指突然发作的病症，多病急势猛，部分可残留不易康复之后遗症状，甚则危及生命。灸法，是指以艾绒或其他可燃材料在穴位处灼烧、熏烤，借其温热渗透之力防治疾病的方法。作为古代主要急症救治措施之一，灸法经历了漫长的实践检验过程，对于内、外、妇、儿、五官各科急症都有确切疗效，对现代临床应用具有重要指导价值。

1.急症灸法的发展脉络

急症灸法的历史，可上溯至马王堆汉墓出土的《足臂十一脉灸经》与《阴阳十一脉灸经》，以"目痛""口项痛""腰痛"等急性痛症为主。据古籍文献记载，灸法可治卒中恶死、卒死尸厥、卒心腹痛、卒霍乱诸急、痈疽发背、虫兽伤、崩漏、堕胎、惊痫、鼻衄等数十种急症。

古籍中的灸治内科急症对现代临床仍有启发意义。例如急性尿潴留患者临床常有使用利尿药效果不佳，或使用利尿剂后出现低血压，或导尿失败等情况，此时应用艾灸可通过透热、传热与穴位刺激等恢复神经反射及膀胱括约肌的正常收缩舒张功能。此外，艾灸还能增强免疫功能、双向调控血压，从而发挥治疗作用。

灸法在外科急症中也有广泛的适应证，如肠痈、疝气、痔疾、疔疮、痈疽、虫兽咬伤等。灸法具泻热开闭、散风拔毒、消瘀散结、益气固脱之功，且止痛力宏，故可在外科急症中发挥作用。

灸疗确有疗效的妇科急症有痛经、崩漏、胎位不正、产后血晕、乳痈等。相较于内外科疾病，灸治妇科急症现代临床常有报道。由于妇女经、带、胎、产、乳的生理特殊性，用药常有限制，灸法凭借其简单易行、便捷舒适等优势受到女性患者青睐，尤其是妇科痛证、血证，艾灸温经散寒、摄血止痛力专，适合临床相关疾病急症的处理。

痉病、惊风、痘疹、瘰疬、脱肛、阴疝等古代小儿科常见急症，也均适宜用灸法。古代医疗条件欠佳，高热惊厥等急症若治疗不及时易致小儿夭折，故古代医家不断于实践中探索灸治小儿急症经验，对于现代小儿养护学亦有一定指导意义。

在五官科方面，古籍所载的灸疗五官科急症不多，出现较频的有牙痛、鼻衄、急喉痹。五官科急症多数不至于危及生命，但频繁发作亦影响工作生活，故先采用灸法解决燃眉之急，后续再行专科治疗，不失为一种可行方案，可供现代临床借鉴。

2. 急症灸法效应的现代机理研究

中医临床实践已初步证实艾灸具有镇痛及抗炎免疫作用，艾灸发挥镇痛抗炎作用与局部温热效应、红外辐射效应及中枢整合调剂等密切相关。艾灸时，皮肤穴区嘌呤受体（P2）和瞬时感受器电位香草酸受体（TRP）对于诸多介导疼痛的镇痛/致痛因子、炎症细胞因子具有调节作用；艾灸还可通过脊髓、脑区、内源性痛觉调剂系统等响应机制发挥中枢性镇痛作用，缓解肠易激综合征（IBS）内脏痛、炎症性肠病及神经病理性疼痛等各种痛证。这为临床急性痛症用灸提供了有力的理论支持。另有研究显示，艾灸的温热刺激可通过内源性舒张因子、扩血管素及神经调节等，改善浅表组织及深层脏器的微循环，舒张血管，增加血流量，降低血黏度，加快血流速度，这对于卒中风、心肌梗死等急性心脑血管事件有一定防治意义。

由上可见，灸法起效的作用机制是多靶点、多途径、综合性的，目前关于灸治急症的机制阐释不够深入系统，有待医学界继续探索和拓展研究角度，加强急症灸法的相关机理研究，以期为灸法介入临床急症救治提供有力的证据支撑。

3. 灸法在急症治疗中的应用思考

《足臂十一脉灸经》《阴阳十一脉灸经》中只提到"灸"和"脉（经脉）"，没有提到针刺。有学者提出，灸法使用早于针刺，经络的发现或许也与灸法有关，提示灸法的技术起源较早。宋代《扁鹊心书》云"保命之法，灼艾第一"，彰显了古代灸法的地位。在漫长的实践检验中，历代医家积累了丰富的灸治急症经验，可为当下急症诊治带来启发与思考。

（1）灸治传染病的思考

如以治疗急症为首的《备急千金要方》，记载了许多"备急"灸法理论和实践经验。《备急千金要方》卷二十九提到："凡入吴蜀地游宦，体上常须两三处灸之，勿令疮暂瘥，则瘴疠温疟毒气不能著人也。"有预见性地灸治可以降低不良事件的发生风险，这一理念对后疫情时代预防重复感染、降低重症率有一定指导意义。2022 年，针灸疗法已被正式纳入《新型冠状病毒肺炎诊疗方案（试行第九版）》，最新发布的第十版新型冠状病毒感染诊疗方案则增加了更多针灸相关内容。临床研究显示，热敏灸能够有效减轻新型冠状病毒感染患者的负性情绪，改善胸闷、纳差症状，且患者的接受度较高。

（2）灸法在基层医疗的可及性、可行性分析

灸法在调整经络平衡、固护正气、扶正祛邪中发挥重要作用，充分体现未病先防、既病防变、愈后防复的中医治病特色，且其效速力宏，简便廉验。日常生活中，对于偶遇风寒引发的病症如头痛、胃痛、痛经、腹泻等，可随灸缓解，甚至消失。在急症灸治中，要求灸感到达病痛之所，以提高灸治疗效。急

症灸法传承过程中，在灸疗方法和治疗范围方面也在不断探索创新，如源于道光年间的平湖严针灸，其特色疗法"严氏化脓灸"，现已广泛用于治疗晚期肝硬化、哮喘及强直性脊柱炎等，有一定疗效。

凭借操作简便、见效快速、无副作用等优势，针灸已被许多国家、地区的大型医院纳入急诊医疗体系中。对于医疗资源欠缺的偏远地区，如果适宜灸法，及时施灸，不仅能缓解患者病痛，还能赢得救治时间，改善预后。因此，推广急症灸法可以更好地完善急诊医疗体系，提升基层医疗水平。

艾灸具有温热特性，可达回阳救逆之功，是一种迅捷易操作的非药物疗法，在急症救治中有一定优势。我们可以基于古籍及现代临床实际，梳理适宜灸治的急症种类，探索优势病种的介入时间窗，制定标准化操作方案，深入研究其作用机理，创新适宜急症操作的灸法器械，以传承中医急症救治技术，推动现代急症医学多元化发展。

梁洁仪（上海市杨浦区控江医院）

邴守兰（上海中医药大学）

杨玲（上海市针灸经络研究所）